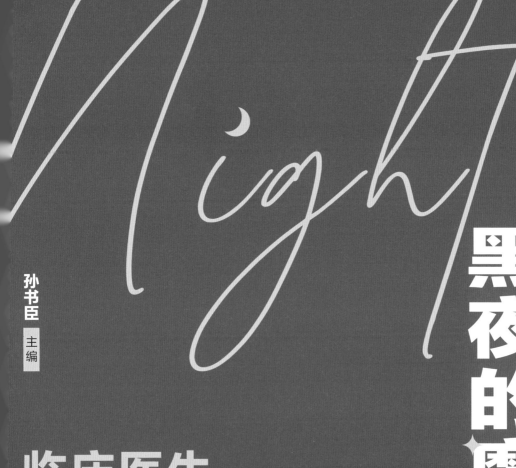

孙书臣
主编

黑夜的魔力

临床医生
揭秘离奇的睡眠故事

睡眠的好与坏公平又公正地属于你自己

‹珍藏版›

U0343286

全国百佳图书出版单位
中国中医药出版社
·北 京·

图书在版编目（ＣＩＰ）数据

黑夜的魔力：临床医生揭秘离奇的睡眠故事：珍藏
版/孙书臣主编.-- 北京：中国中医药出版社，2025.3（2025.5重印）
ISBN 978-7-5132-9375-4

Ⅰ.R338.63

中国国家版本馆 CIP 数据核字第 2025JY3421 号

中国中医药出版社出版

北京经济技术开发区科创十三街 31 号院二区 8 号楼
邮政编码　100176
传真　010-64405721
北京盛通印刷股份有限公司印刷
各地新华书店经销

开本 710×1000　1/16　印张 11　字数 184 千字
2025 年 3 月第 1 版　2025 年 5 月第 2 次印刷
书号　ISBN 978 - 7 - 5132 - 9375 - 4

定价　58.00 元
网址　www.cptcm.com

服 务 热 线　010-64405510
购 书 热 线　010-89535836
维 权 打 假　010-64405753

微信服务号　zgzyycbs
微商城网址　https://kdt.im/LIdUGr
官 方 微 博　http://e.weibo.com/cptcm
天猫旗舰店网址　https://zgzyycbs.tmall.com

如有印装质量问题请与本社出版部联系（010-64405510）

《黑夜的魔力》编委会

主　编

孙书臣　中国中医科学院广安门医院耳鼻喉科、南区睡眠医学中心

副主编（按姓氏笔画排序）

刘艳骄　中国中医科学院广安门医院心理科、南区睡眠医学中心
李红岩　中国中医科学院广安门医院南区睡眠医学中心
周　雪　广州医科大学附属中医医院耳鼻喉科
郑　芸　四川大学华西医院耳鼻喉科耳鸣耳聋眩晕中西医结合防治中心
赵雪琪　清华大学玉泉医院（清华大学中西医结合医院）耳鼻喉科
唐　芹　中华医学会科普专家委员会
崔　丽　中国人民解放军空军特色医学中心睡眠医学科
樊　蕾　中国中医科学院广安门医院国际医疗部

编委（按姓氏笔画排序）

马　彦　哈佛大学医学院附属医院
王　娜　中国中医科学院眼科医院耳鼻喉科
卢　烨　中国中医科学院望京医院耳鼻喉科
乔　锦　中国中医科学院广安门医院耳鼻喉科
乔　静　天津中医药大学第一附属医院耳鼻喉科
刘　双　大连市友谊医院耳鼻喉头颈外科
刘　瑞　中国中医科学院望京医院耳鼻喉科
刘昱辛　中国中医科学院西苑医院耳鼻喉科
刘娇媚　中国中医科学院广安门医院南区耳鼻喉科
闫　雪　中国中医科学院广安门医院心理科
许彦臣　河南省直第三人民医院慢病中心
孙　瑶　中国中医科学院广安门医院耳鼻喉科
李美静　中国中医科学院广安门医院耳鼻喉科
佟雅婧　陕西中医药大学
汪玉娇　中国中医科学院广安门医院南区耳鼻喉科
陈其凤　中国人民解放军空军特色医学中心中医科
邵文叶　浙江中医药大学
赵莹莹　北京中医药大学东直门医院耳鼻喉科
段　莹　中国人民解放军空军特色医学中心睡眠医学科
费樱平　四川大学华西医院耳鼻喉科
常　远　中国中医科学院广安门医院耳鼻喉科

序言

在这个快节奏、高压力的时代，睡眠——这个曾经被认为理所当然的自然生理现象，如今却成了许多人心中的难题。《黑夜的魔力：临床医生揭秘离奇的睡眠故事》自出版以来获得了广泛的关注和好评，它不仅揭开了许多睡眠疾患的神秘面纱，也对认识和理解很多疾患与睡眠的内在联系提供了帮助。随着科学的进步和研究的深入，我们对睡眠和睡眠疾患的认识也在不断更新，因此本团队决定对原有案例进行增补、删改，对插图进行更新，推出《黑夜的魔力：临床医生揭秘离奇的睡眠故事（珍藏版）》，以期为读者提供更新的睡眠医学知识和更易读的科普内容。

在编写这本书的过程中，我们得到了许多睡眠专家和研究人员的支持和帮助，他们的专业知识和研究成果为本书的内容提供了可靠的保障。感谢中国睡眠研究会秘书长、北京大学口腔医院高雪梅教授对本书的关心和支持；感谢北京倍德康迪科技有限公司贾平先生、徐涵女士及黄楠楠等对本书插图工作给予的帮助和支持；感谢《黑夜的魔力：临床医生揭秘离奇的睡眠故事》出版后给予我们反馈的读者，是大家的意见让我们有机会对书中的内容进行更新和完善。

最后，我们希望《黑夜的魔力：临床医生揭秘离奇的睡眠故事（珍藏版）》能够成为您书架上不可或缺的一本书，为您的夜晚带来宁静和健康，为您的白天带来活力和光彩。让我们一起探索黑夜的魔力，拥抱美好的睡眠！

孙书臣

2025 年 2 月

前言

无论年龄大小
无论性别男女
有一样东西人人皆有
不因强势而占有
不因钱多可购买
不因年长享优势
不因性别存差异
——那就是睡眠

睡眠的好与坏公平又
公正地属于你自己

人的一生大约有 1/3 的时间在睡眠中度过，像进食、饮水一样，睡眠也是人类不可或缺的基本生命活动之一。睡得好是健康的标志，而睡眠障碍则严重影响生活质量，降低工作效率。随着现代生活节奏的加快及生活方式的改变，各种睡眠障碍性疾患日益成为突出的医疗及公共卫生问题，得到人们越来越多的关注。

睡眠医学是一个新兴的学科，随着它的发展，逐渐揭示出许多疾患的深层次病因。从表面上看，人们的生活、工作多是在白天进行的，与黑夜中的睡眠似乎无关，其实不然。人们在白天看到的各种奇怪行为，出现的种种生理、病理变化，甚至是发生的一些家庭问题和社会问题，都会在意识深处埋下相应的"种子"，进而在夜晚的睡眠中以各种方式体现出来，而把握这些规律，帮助人们诊断疾病，改善睡眠质量，进而维护人类的健康，正是睡眠医学的精髓所在。

本书由孙书臣睡眠医疗团队及睡眠医疗领域的专家编写，这些临床医生将自己在工作中遇到的"离奇"案例讲述给大家，孙书臣主任进行精彩的点评，希望能够帮助广大同仁和睡眠知识爱好者通过阅读这些案例提高对睡眠疾患的认识，通过阅读点评加深对睡眠的理解。

孙书臣睡眠医疗团队是一支以孙书臣主任医师为核心的成熟且仍在不断壮大的队伍，是一支在中医、中西医结合睡眠医学诊治和研究领域走在前沿的专业团队。自 2006 年至今，30 余位博士、硕士组成了强大且专业的睡眠医疗队伍，其中包括多位哈佛大学访问学者及美国注册多导睡眠技师，团队医生从睡眠、耳鼻喉、心理等多个角度解决睡眠问题，将中西医完美融合，与国内多家研究机构有着良好合作，同时与美国哈佛大学医学院深度合作，承担了多项国家级、市级课题，在国内外发表专业论文 70 余篇，出版专业图书 10 余部。

我们秉承着"团结、向上、技精、爱心"的医疗精神，愿为构筑和谐的睡眠医疗环境、改善广大人民的睡眠质量尽绵薄之力。

本书编委会
2025 年 2 月

目录

上篇 害人的鼾声

中篇 睡不着与睡不醒

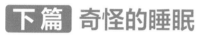

下篇 奇怪的睡眠

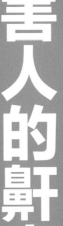

上篇
害人的鼾声

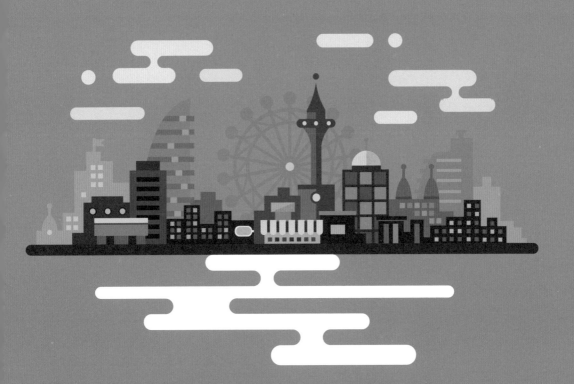

睡眠的好与坏公平又公正地属于你自己

故事 ① 疯狂的公交车

睡眠呼吸暂停综合征与交通安全

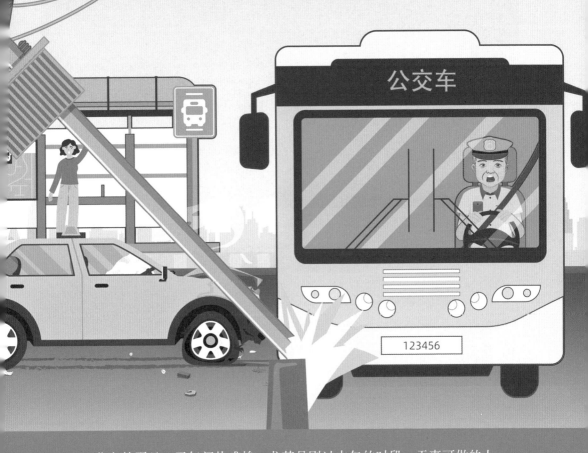

　　北方的夏日，天气闷热难挨，尤其是刚过中午的时段，无事可做的人们眼难睁、口难开。那些爱聊天的老人总会找一个阴凉地，掩着扇子打个盹儿，或者躲到装有空调的屋子里睡一会儿，享受着难得的清凉。

司机老刘驾驶着一辆满载乘客的公交车，在一个十字路口等红灯。老刘困得不行，眼睛艰难地一下一下眨着，迷迷糊糊通过了路口后，老刘猛地睁眼，一看，发现马上就要撞车了！他忙踩下刹车，却没能踩住，于是向左急打方向盘，刮倒了隔离带的栏杆。不巧的是，前方驶来了一辆出租车，两辆车就这样撞在了一起。然而，公交车仍未停下，它带着车上的乘客，疯狂地冲向人行道，撞在了道旁的电线杆上。撞击之后，电线杆几乎被齐根撞断，公交车的车轮也冲到了马路牙子上，车才终于停了下来。

　　这场事故导致四名乘客不同程度地受了伤。交警第一时间勘查现场，并将老刘带回交管队进行了酒精测试，发现老刘并未饮酒。

　　可是，一名有十几年驾龄的老司机，怎么会莫名其妙地犯下这样一连串的错误呢？如果不是因为喝了酒，那又是什么原因导致的呢？报社、网站、电视台纷纷报道了这次"疯狂的公交车"事件，司机老刘一时间成了公众关注的焦点，人们纷纷议论这名司机到底怎么了。

故事揭秘

　　其实，在此之前就有人反映老刘开车时有时会因为打盹儿而甩站，怀疑他有疲劳驾驶的问题，但老刘解释说他一般下班后晚上 11 ～ 12 点到家，早上 10 点多才起床，睡这么长时间，应该不会有问题，而且有时中午还会再睡上一觉，睡眠时间已经够长了，工作时间也是按照车队的安排，并没有超时工作。

　　不过，出现了这样的事故后，本着对乘客负责的精神，老刘决定离开车队。为了好好调养身体，他并没有马上找新的工作。转眼到了两年后的春天，妻子觉得老刘总算是休息过来了，因为他每晚都睡得很香，鼾声如雷，"连呼噜带吹泡"的。尽管老刘的呼噜声越来越响，吵得妻子不得安宁，但她觉得老刘毕竟晚上睡得香，还是很放心的。后来，妻子观察到了老刘的异常，那就是老刘白天在家里坐着看电视时，经常看不到 5 分钟就睡着了。妻子有些纳闷：他晚上睡这么长时间，睡得又那么香，怎么还缺觉呢？这件事儿还没搞明白，老刘又添了新的毛病，有时晚上睡着睡着会突然坐起来，拳打脚踢，还说脏话。妻子急了，赶紧带老刘去了医院。医生为老刘进行了气道物理检查、影像学检查和睡眠监测。

没过几天，诊断结果就出来了。原来，老刘白天嗜睡，晚上行为异常，之前出车祸都是因为打呼噜。老刘患上的是重度阻塞性睡眠呼吸暂停综合征（也叫阻塞性睡眠呼吸暂停）伴重度睡眠低氧血症。

专业解读

过去，打鼾（也就是我们常说的打呼噜）常被视为睡得香、休息得好的标志，但随着睡眠医学领域的进步，这一观念正在逐渐转变。打鼾，特别是伴随呼吸突然暂停的打鼾，正悄然危害着人们的健康。当一个人在夜间睡眠中呼吸停止持续超过 10 秒时，即可视为睡眠呼吸暂停。阻塞性睡眠呼吸暂停综合征是以睡眠中呼吸反复暂停为特征的综合征，通常呼吸暂停次数 ≥ 5 次 / 小时即可确诊，严重者可达 70 ～ 80 次 / 小时，甚至更多。该病患者夜间打鼾常伴有缺氧，白天可能出现头痛、头晕、咽干口苦、过度嗜睡等症状中的一种或多种。阻塞性睡眠呼吸暂停综合征还是引发高血压、心律失常、反流性食管炎、夜尿频繁、糖代谢紊乱、脂代谢紊乱、脑卒中等多种疾病的常见元凶之一。

打鼾不仅会严重影响患者的健康，还会影响家庭的和谐稳定，甚至给社会带来不小的危害。越来越多的研究表明，阻塞性睡眠呼吸暂停综合征与交通事故之间存在密切联系。患有该病的司机发生交通事故的概率是普通司机发生交通事故概率的 2 ～ 7 倍，尤其是伴有嗜睡症状的患者，发生交通事故的风险更高。有调查显示，在致命的交通事故中，至少有 3/4 起是由司机在驾驶过程中突然入睡导致的。

为什么像老刘一样的阻塞性睡眠呼吸暂停综合征患者会在驾车时出现嗜睡的症状呢？这是因为阻塞性睡眠呼吸暂停破坏了睡眠的质量和连续性。当阻塞性呼吸暂停发生时，患者会出现呼吸费力、憋气、呼吸困难等缺氧的症状，这些症状逐渐加剧，最终导致睡眠中断、睡眠变浅或完全觉醒。对阻塞性睡眠呼吸暂停综合征患者而言，这类情况每晚可能出现数十次乃至上百次，并持续多年，使得睡眠失去了消除疲劳、恢复体力的作用。同时，这种频繁的觉醒或轻微觉醒必然导致睡眠的片段化，这是导致患者白天嗜睡的关键因素。阻塞性睡眠呼吸暂停综合征患者还可能伴有低氧血症，这会加重嗜睡，导致驾车时注意力和反应能力下降，从而增加发生交通事故的风险。

阻塞性睡眠呼吸暂停综合征患者驾车之所以具有高度危险性，除了前面讲到的嗜睡、反应能力下降和注意力下降等问题，还与该病的普遍性及公众对该病认知不足有关。国内外相关研究显示，每 6 ～ 7 个人中就有 1 人患有该病，而打鼾往往给人一种睡得香的错觉，这使得人们的睡眠问题常常被忽视。

酒后驾车问题虽然依然严重，但基于对酒后驾车危害性的广泛宣传及相关制度的严格执行，司机们对此问题已经越来越重视。随着司机整体素质的提升，酒后驾车和疲劳驾驶等行为得到了有效控制。相关数据显示，中重度阻塞性睡眠呼吸暂停甚至比饮酒更易导致车祸。司机若睡眠质量不佳，开车时易犯困、反应迟钝，这种状态相比于饮酒更具危险性和隐蔽性。有研究人员利用汽车驾驶模拟器对阻塞性睡眠呼吸暂停综合征伴嗜睡患者与过量饮酒者进行了模拟驾驶测试，结果显示尽管普通人群酒后的驾驶技术较清醒时的驾驶技术差，但整体上仍优于患有中重度睡眠呼吸暂停综合征伴嗜睡的患者。

有鉴于此，欧美国家已将驾驶执照的发放规定发放与阻塞性睡眠呼吸暂停综合征这一健康问题紧密关联。在许多欧洲国家的驾驶资格规定中，明确提到了白天过度嗜睡或相关睡眠障碍，未经有效治疗的阻塞性睡眠呼吸暂停综合征患者通常被视为不适合驾驶车辆，需由医生评估并开具治疗证明后才能恢复驾驶资格。美国、加拿大等国家也特别重视嗜睡对交通安全的影响。例如，美国部分州已通过法律形式规定，严重阻塞性睡眠呼吸暂停综合征患者在接受治疗前禁止驾驶车辆；在加拿大，若重症患者未经治疗而擅自驾车，医生有权向交通管理部门报告。我国目前在考取驾照前的体检中尚未纳入对睡眠疾病的检查，缺乏相关规章制度，由嗜睡引发的交通事故常被判定为疲劳驾驶。

在我接诊的阻塞性睡眠呼吸暂停综合征患者中，有不少是司机或驾车者，在他们当中在开车时睡着的情况颇为常见，且有不少人因此发生过撞车事故。故事中的老刘就是一个典型的例子，他因在驾车时睡着而发生了撞车事故，直到两年多后就诊时才得知自己患有阻塞性睡眠呼吸暂停综合征，并接受了相应治疗。

揭秘人

孙书臣

中国中医科学院广安门医院耳鼻喉科主任医师、博士生导师
中国中医科学院广安门医院南区睡眠中心、睡眠评价研究室首席专家

孙主任说

喝酒易撞车，疲劳也容易导致车祸。打鼾者驾车时犯困、嗜睡、反应迟钝，其背后的元凶往往是阻塞性睡眠呼吸暂停综合征。如果您晚上睡觉时打鼾，尤其是在打鼾过程中伴有突然的呼吸停顿，且白天驾车时有在刹那间睡着的情况，一定要马上就医！若您发现亲人、朋友、同事有白天开车睡着或犯困，且夜晚打鼾的情况，请务必提醒他们及时就医。您的一次善意提醒，或许就能避免一场严重的交通事故，挽救宝贵的生命。

故事 ② "秦胖子"的高血压

睡眠呼吸暂停综合征与高血压

02

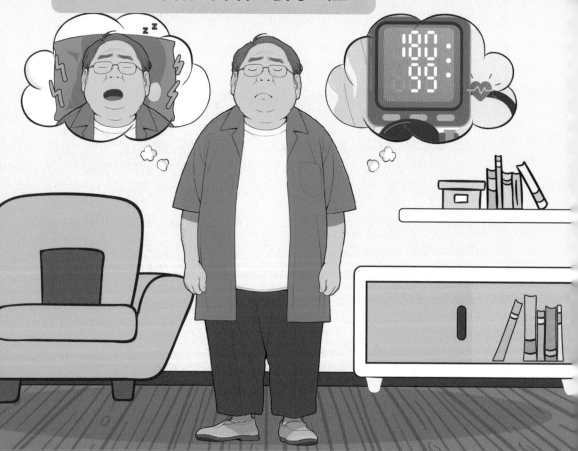

　　老秦，单位的同事都亲热地称他为"秦胖子"，是二线城市国企的一名普通职工，工作压力不大，生活环境也相对惬意。悠闲的生活、频繁的外出用餐让老秦逐渐发福了。后来，老秦的爱人说他开始在晚上睡觉时打呼噜了，不过两个人谁也没有特别把这件事放在心上。

就这样，又过了两年，老秦在体检时被查出新发高血压，医生给他开了每天一片的常规降压药口服，并嘱咐他感到不舒服时随时来门诊就诊。老秦的爱人很关心老秦的身体，还买了血压计放在家里，时常帮他测量血压。一周后老秦到医院复诊，医生看了老秦每天的血压记录单，发现病情并没有明显的好转，老秦反映白天还是感觉头昏昏沉沉的，有时还有头痛。医生判断一片降压药的力度不够，于是把降压药的剂量加大到每天一片半。又过了一周，老秦再次到医院复查，症状依旧没有改善，血压也没有明显的下降，医生又把降压药的剂量加大到每天两片。当降压药剂量加到两片还不见效时，老秦的老伴儿坐不住了，经过多方打听，最终决定带老秦到北京求医。

故事揭秘

在门诊上，老秦给医生的第一印象就是形体较胖，脖子较粗，精神状态不佳。老秦说自己在白天总打瞌睡，老秦的爱人反映他夜里打鼾的这两年多来，呼噜声越来越大，而且打着打着有时还会中断一下，偶尔还会出现憋醒的情况。医生立刻给老秦预约了睡眠监测和24小时动态血压监测。3个工作日后，老秦的监测结果出来了：睡眠监测结果提示重度阻塞性睡眠呼吸暂停低通气综合征伴中度缺氧；24小时动态血压监测显示日间及夜间平均血压均升高，血压的昼夜节律呈"反勺"型。不言而喻，老秦难以控制的高血压就是睡眠呼吸暂停综合征惹的祸。

专业解读

我们的血压在一天中有着一定的高低变化。普通人群在白天主要是交感神经兴奋性占主导，血压主要受体力活动、脑力活动变化的影响，而到了夜晚，副交感神经兴奋性占主导，交感神经兴奋性下降，心输出量减少，全身肌肉松弛，外周血管阻力下降，因此夜间血压会下降，这对适应机体活动和保护心、肝、肾等重要脏器的功能具有重要意义。一般来说，血压的昼夜变化相对恒定，大多具有"两峰一谷"的特点，即血压在上午 6 ～ 8 点升到第一高峰，在下午 4 ～ 6 点升到第二高峰，数值较第一高峰略低，此后趋于平稳，在凌晨 2 ～ 3 点降至最低点，像跌入了一个深谷一样。普通人群血压的高峰值可超过低谷值的 10% 以上，尤其是收缩压，昼夜之间可有 40mmHg 的差别，冬季这种变化幅度可能更大。这种血压变化人类长期日出而作、日落而息的生活规律为心血管系统带来的适应性变化，可使人的心脏、脑和肾等器官在白天得到充分的血液供应，以满足一定强度的劳作活动的需要，在夜晚则得以放松、休息和调整，这可以视为人体本能的劳逸结合机制。

如果将具有"两峰一谷"特点的 24 小时内的血压数值连成一条蜿蜒的曲线，可以发现这条曲线的形状像一个长柄汤勺，夜晚最低部分的曲线便是勺头，这种类型的血压我们称之为"勺型血压"。如果昼夜血压谷峰变化小于 10%，甚至夜晚血压反比白天血压还高，我们便称之为"非勺型血压"或"反勺型血压"，是血压的异常改变之一，这种异常改变带来的最大坏处就是人体的重要器官在夜间得不到休息，很多高血压患者的血压变化就具有这种昼夜节律紊乱的特点，睡眠呼吸暂停综合征引发的高血压尤其如此。

高血压是我国重点防治的心血管疾病之一，血压的控制率一直备受社会各界关注。睡眠呼吸暂停是导致顽固性高血压的重要原因。多项临床研究表明，对于高血压患者，尤其是在服用单一常规降压药物治疗后血压控制仍不理想的患者，应提高对其合并睡眠呼吸暂停综合征可能性的重视，应明确患者的高血压病因并及时、有针对性地进行干预并调整用药。另外，对于正在服用多种降压药的阻塞性睡眠呼吸暂停综合征患者，正压通气治疗有助于减少其服用的降压药品种。

对于像老秦这样由睡眠呼吸暂停引起夜间血压升高的典型患者，若口服降压药效果不理想，我们建议首先尝试减肥并采用侧卧睡眠的方式，其次是配合每晚使用呼吸机（即持续正压通气）进行治疗。之所以强调睡眠呼吸暂停综合征患者一定要控制体重，是因为体重若增加 10%，评价该病的关键指标——呼吸紊乱指数会相应地上升约 32%；而体重若能减少 10%，呼吸紊乱指数则会下降 26%。

目前在临床上，无创呼吸机治疗是针对睡眠呼吸暂停综合征的首选方案，患者需持续使用无创呼吸机以迅速改善夜间低氧血症或睡眠呼吸暂停症状。患者在睡觉时佩戴面罩并连接呼吸机，通过呼吸机施加适当压力，可纠正睡眠状态下的缺氧状态。

持续正压通气是治疗睡眠呼吸暂停综合征的一线（也是首选）方法，是一种安全、有效的非药物疗法，应用这种方法能有效地治疗由睡眠呼吸暂停综合征引起的继发性高血压，帮助患者更好地控制血压。有研究表明，在患者使用呼吸机治疗后的第1周，往往就能观察到血压的明显下降。对于患有严重阻塞性睡眠呼吸暂停综合征且高血压难以控制的患者，以及对呼吸机治疗依从性好的患者，血压下降幅度更为明显。

当然，"上工治未病""中工治欲病""下工治已病"。无论患者是否已被诊断为高血压，24小时动态血压监测对睡眠呼吸暂停综合征患者而言都是必要的检查项目之一，它能够反映患者血压的昼夜节律变化，能对本病引起的继发性高血压起到预测和指导治疗的作用。

揭秘人

常 远

中国中医科学院广安门医院耳鼻喉科主治医师

孙主任说

高血压是一种常见疾病，患者可能需要终身服药，但也可能"稀里糊涂"地就吃了一辈子的"冤枉药"，这不仅会对身体产生不良反应，还会造成经济上的损失。其中一个常被忽视的高血压诱因可能就潜伏在我们的身边，甚至就存在于我们自己身上，那就是有害的打鼾。如果您打鼾，并已被医生确诊为睡眠呼吸暂停综合征，那么一定要检查一下自己的血压，最好是进行24小时动态血压监测。睡眠呼吸暂停综合征容易引发高血压，也很容易使已有的高血压病情加重，导致虽然降压药物使用量增加，但是血压控制情况不理想。在这种情况下，高血压患者要想控制血压，一定要先解决睡眠呼吸暂停这一根本问题，没有睡眠呼吸暂停问题的高血压患者，也应积极预防该病。

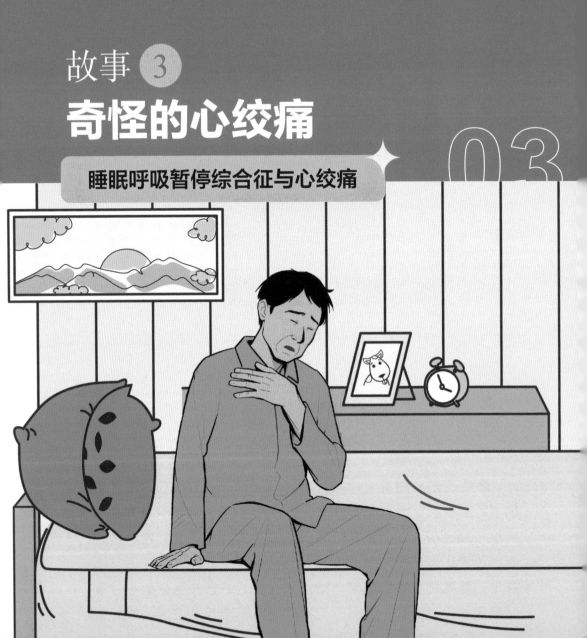

故事 ③

奇怪的心绞痛

睡眠呼吸暂停综合征与心绞痛

03

　　57岁的周先生最近常因胸口痛、发闷而住院治疗，他胸痛发作的时间很有特点，大多集中在夜间，特别是凌晨3～5点，经常会痛醒，醒后要坐起来缓一缓，自己吃点儿速效救心丸或硝酸甘油后疼痛有所缓解。其实，周先生以前也有过类似的情况，只是出现得并不频繁，但是近两三个月，胸口痛得越来越厉害，并且每天夜里都会发作，早晨起床后还有严重的口干口苦、口唇发紫的情况，这究竟是怎么一回事呢？

故事揭秘

住院期间，医生了解了周先生的病史，考虑到他的胸痛每次都是在夜里睡觉的时候发作，所以针对他的睡眠问题进行了详细询问，功夫不负有心人，果然有所发现！周先生说自己经常打呼噜，而且声音特别响，虽然他自己不觉得有问题，但是家人深受其扰。周先生起夜也比较频繁，每晚3～4次，3年前在医院做过多导睡眠监测及其他相关检查，曾被诊断为睡眠呼吸暂停综合征。另外，周先生还说自己在白天特别容易犯困，看电视、开会的时候都容易睡着。

医生根据周先生的情况，为他安排了24小时动态心电图检查和夜间睡眠监测，24小时动态心电图提示夜间出现缺血性ST-T段改变和心律失常，睡眠监测结果显示睡眠呼吸暂停低通气指数达到59次/分，最低血氧饱和度为60%，符合重度阻塞性睡眠呼吸暂停低通气综合征的表现。针对上述异常表现，医生安排周先生进行无创呼吸机治疗。

经过一段时间的无创气道正压通气治疗，周先生来医院复诊的时候说自己的睡眠质量得到了明显的改善，呼噜声消失了，也很少起夜了。至于最困扰他的晚上心绞痛问题，治疗后再没有出现。

专业解读

周先生患上的是典型的阻塞性睡眠呼吸暂停低通气综合征，这种疾病会导致患者在睡觉时打鼾，反复出现夜间呼吸暂停、憋气和窒息，从而引起缺氧。故事中根据检测结果，周先生在夜间每小时可发生59次异常呼吸事件，大约1分钟就出现1次，最低血氧饱和度只有60%，远远达不到90%的正常标准。长期缺氧不仅会使患者的睡眠结构紊乱，导致患者出现记忆力下降、白天嗜睡等情况，还会造成心血管系统、神经系统、内分泌系统、血液系统等多个系统的损伤，严重时甚至可能因呼吸暂停而诱发心肌梗死、猝死和智能障碍。另外，需要强调的是，相关统计数据表明，50%以上的阻塞性睡眠呼吸暂停低通气综合征患者患有高血压，他们发生心脑血管意外的风险是普通人群的9～10倍。

反复缺氧还可诱发冠状动脉病变。阻塞性睡眠呼吸暂停低通气综合征患者易出现夜间心绞痛或无症状性心肌缺血，因此对于白天心绞痛控制良好或症状轻微而夜间频繁发作的患者，应考虑患阻塞性睡眠呼吸暂停低通气综合征的可能。

阻塞性睡眠呼吸暂停低通气综合征可以引起心律失常，但是对于心律失常的患者，很少有人会考虑到睡眠障碍的问题，因为睡眠呼吸暂停引起的特异性心律失常确实很难识别。阻塞性睡眠呼吸暂停低通气综合征患者心动过缓及心动过速的风险会明显升高。与阻塞性睡眠呼吸暂停低通气综合征相关的缓慢性心律失常包括窦性心动过缓、窦性停搏及房室传导阻滞，这些问题是由呼吸暂停及低氧引起迷走神经张力增高所致。

综上，如果一个人夜间反复胸痛、胸闷，同时伴有夜间打鼾或晨起血压升高，应警惕阻塞性睡眠呼吸暂停低通气综合征的可能，特别是接受多次心脏支架植入术后仍存在夜间心绞痛症状时，建议及时进行相关睡眠评估。

揭秘人

段 莹

中国人民解放军空军特色医学中心睡眠医学科副主任医师

孙主任说

频繁出现心绞痛的患者，特别是心绞痛典型症状总是在夜间出现时，不要一味用硝酸甘油缓解症状，或在白天大把大把地吃药，因为心绞痛有可能是由夜间打鼾造成的。如果您有心绞痛的相关表现，可以向家人确认一下自己有没有打呼噜的症状，要警惕睡眠呼吸暂停综合征这个病。解决了睡眠呼吸暂停的问题，也许就能缓解心绞痛症状，从而免除大量吃药的痛苦和麻烦。如果您已被诊断为睡眠呼吸暂停综合征，要留意自己有没有心绞痛的相关表现。

故事 ④
"治不好"的咽炎

睡眠呼吸暂停综合征与胃食管反流

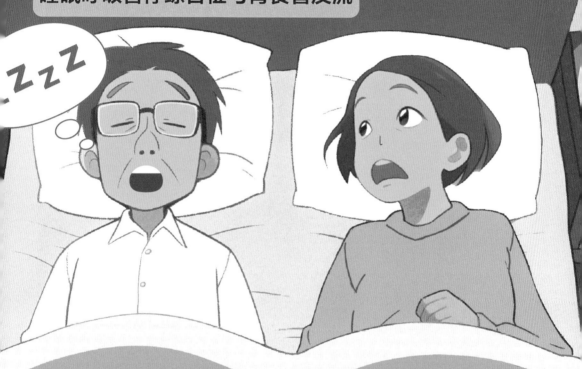

04

65岁的老高退休5年了，他本想退休后养养花、遛遛鸟，安度晚年，但是这几年有个毛病一直缠着他，让他有些烦躁，这个毛病就是晚上一睡觉就会反酸，偶尔还会吐出一口酸水。反复吐酸水对嗓子造成的刺激使老高总觉得嗓子不舒服，里面好像有东西一样，吐不出来，又咽不下去，他吃过很多治疗咽炎的药，但就是不见好，也去医院看过很多次，做过胃镜检查，吃点儿抑酸药后反酸会好转，但容易反复发作，咽炎也总是先减轻一段时间，然后又加重一段时间，老高经常向医生抱怨自己的咽炎好像是"治不好"了。

除此之外，老高还有一个症状，那就是打呼噜，不过他自己并不觉得这是个问题。老高总说："打呼噜是睡得香的表现，我可从来没失眠过，一躺下就能睡着，睡着就开始打呼噜。"但是，他的老伴儿认为这是一种病，因为她发现老高睡觉时，打着打着呼噜就会突然停一下，其间既没有鼾声也没有呼吸，这种情况最长时能持续1分钟，每当这时老伴儿总是心惊胆战，生怕他就这么憋晕过去，但突然间一声响亮的"呃"后，老高的鼾声又会再度响起。老伴儿每次都会在老高的鼾声停止后立刻推醒他，而老高呢，虽然每次被推醒时都有些烦躁，但是很快就又打起了呼噜。老伴儿总是催老高去医院看看，但老高觉得这很正常，毕竟很多人睡觉都会打呼噜。

直到有一天，一个梦让老高开始重视起这个问题。那天晚上，老高梦见自己掉进了河里，不会游泳的他拼命挣扎，想喊救命却喊不出声，河水不断涌入他的口腔，就在他感觉自己即将"溺亡"的瞬间，他因为咳嗽醒了过来，还吐了一口酸水。老高迷迷糊糊地以为自己被救了，睁开眼才发现自己只是躺在家里的床上，哪有什么河水，这才反应过来原来刚刚只是做了一场梦。不过，梦里的那种濒死感太真实了，让老高心有余悸……

故事揭秘

老高向老伴儿描述了自己的梦境后，老伴儿劝她去医院看看。第2天，老高在老伴儿的陪同下来到了医院。医生详细询问了老高的情况，得知他退休后的5年多来生活安逸，缺乏运动，饭后喜欢半躺在沙发上看电视，喜欢吃肉，体重因此增加了20多千克，达到了105千克，而且晚上经常打呼噜，伴有呼吸暂停，同时还有睡前反酸和咽部异物感的症状。于是，医生为老高安排了睡眠监测。老高在医院度过了一个晚上，头上、鼻子上、手上都连上了监测设备。监测结果显示老高患有重度阻塞性睡眠呼吸暂停低通气综合征。医生建议老高每晚睡觉时佩戴呼吸机，并为他开了抑制胃酸分泌的口服药物，同时叮嘱他要合理饮食，荤素搭配，适当运动。

老高严格遵守医嘱，按时吃药，每晚佩戴呼吸机，同时控制饮食，增加运动量。半年后，他的体重减轻了 10 千克，更令他惊喜的是，反酸的症状竟然也明显改善了，那顽固的咽炎也明显减轻了。老高的老伴儿也倍感欣慰，因为晚上再也不用被老高的呼噜声打扰了。

专业解读

我们先来了解一下出现在老高身上的三种疾病：胃食管反流病、慢性咽炎、睡眠呼吸暂停综合征。

胃食管反流病是由各种原因导致的胃、十二指肠内容物反流引发的有典型或不典型症状和（或）并发症的疾病。反酸、胸骨后烧灼感是胃食管反流病最常见且最典型的临床症状。除典型症状外，不典型临床表现及食管外症状也比较常见。不典型临床症状主要包括打嗝、上腹疼痛、恶心、呕吐、胸骨后疼痛等，食管外症状包括咽喉部不适（如有异物感等）、声音沙哑等，患者可同时患有支气管哮喘（简称"哮喘"）、慢性咳嗽等。

慢性咽炎是指咽部黏膜、黏膜下及淋巴组织的慢性炎症，是上呼吸道慢性炎症的一部分。该病多见于成年人，病程长，症状顽固，不易治愈。

睡眠呼吸暂停综合征患者大多会在睡觉时打鼾，伴有反复呼吸中断及呼吸表浅，可间歇地出现低氧血症，可出现睡眠结构紊乱，伴有或不伴有高碳酸血症，从而导致患者日间嗜睡，可能导致与心、脑、肺血管等并发症，还可能导致多脏器功能损害，严重影响患者的生活质量及生命安全。

上述三种疾病之间有什么联系呢？胃食管反流病患者常就诊于消化科，慢性咽炎患者常就诊于耳鼻咽喉科，睡眠呼吸暂停综合征患者常就诊于睡眠科。看似完全不相关的三种疾病之间却有着错综复杂的关系。

胃食管反流病可引起慢性咽炎，但确切的发病机制尚不清楚。

慢性咽炎导致的扁桃体肥大可以加重气道的阻塞，加重睡眠呼吸暂停综合征。很多患者由胃食管反流病引起的慢性咽炎在很长时间内被误诊为普通的慢性咽喉炎，没有针对病因治疗，而是应用抗生素等药物，导致症状无明显缓解，严重降低了生活质量。

有研究表明，阻塞性睡眠呼吸暂停综合征患者中胃食管反流病发生率较高。但是，人们对两种疾病的关系众说纷纭，对两种疾病之间是因果关系或是相互伴随的关系仍没有明确定论。例如，根据故事中老高的病史，我们很难判断是胃食管反流病引起了睡眠呼吸暂停，还是睡眠呼吸暂停综合征引起了胃食管反流。

对于因胃食管反流引起的慢性顽固性咽炎，应以治疗胃食管反流为主。胃食管反流病与睡眠呼吸暂停综合征相互影响，可同时治疗，在积极抑制胃酸分泌的基础上佩戴呼吸机治疗，结合合理的运动，可以获得显著的疗效。

揭秘人

李美静

中国中医科学院广安门医院耳鼻喉科主治医师

孙主任说

反复发作的咽炎使人十分困扰，但我们不要认为这是一个治不好的病。无法解决问题，正是因为没有找到原因。越来越多的临床数据显示，胃食管反流是导致难治性咽炎的重要病因之一，而往往被人忽略的一个病因——打鼾（睡眠呼吸暂停综合征），则可能是胃食管反流的诱发因素。这一连串的病因关系，如果不从根本上解决，怎能治好咽炎？

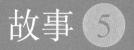

故事 ⑤
令人难忘的纪念日

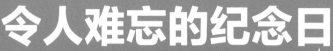

睡眠呼吸暂停综合征与脑卒中

05

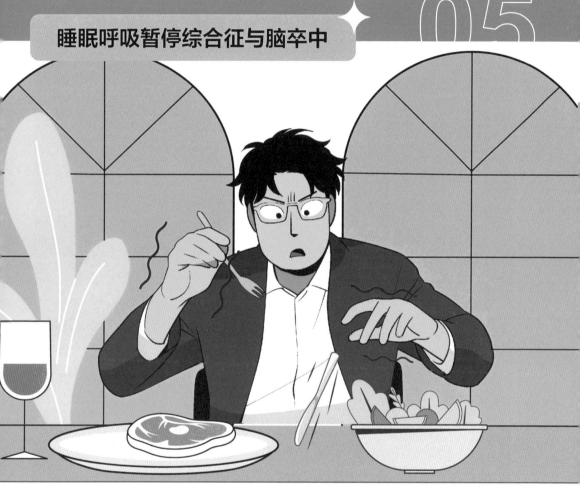

　　傍晚时分，华灯初上，正值北京的晚高峰，大大小小的立交桥上车水马龙，如果能从高空俯瞰，应当会是一幅壮观的美景，不过对堵在路上的"驾车族"来说，更多了些无可奈何。停在路上的张先生无奈地叹了口气，拿起手机给妻子发了一条微信："老婆，今天可能要晚一点儿到家，堵车

了。"随后，妻子回复了一个可爱的表情。张先生笑了笑，回头看了一眼后座上的玫瑰。今天是他和妻子结婚三周年纪念日，他想着一定要与妻子度过一个完美的夜晚。两个人从大学时期开始一起走过了十年，妻子一直支持着他，如今他已经从一个身无分文的毕业生，成长为一家跨国公司的财务总监，在业内也算是小有名气。

经过半个小时的拥堵，张先生终于到了提前预订的西餐厅。远远地看到妻子后，张先生赶紧走了过去，将玫瑰送给妻子。妻子接过花，满脸幸福，张先生觉得自己的心都被融化了。

这家法国餐厅颇有名气，张先生提前半个月就预订了位置。头盘是鹅肝酱和焗蜗牛，张先生细心地将鹅肝酱涂在松饼上，递给妻子，却突然感觉手麻了一下，松饼也掉在了桌子上。妻子笑着说："你不用这么照顾我，我又不是小孩子了。"张先生有些不好意思，对妻子说："你值得被这样照顾。"在烛光的映衬下，张先生觉得今天的妻子格外美丽。"你老傻看着我干吗？看，汤都弄到衬衫上了，我看你才是需要被人照顾的小孩子。"妻子边说边帮张先生擦去嘴角的汤汁，张先生不好意思地笑了笑。"其实我有好多话想对你说，今天不知怎么了，有点儿不知道从何说起，我特别想给你一个难忘的纪念日。"张先生边说边拿起餐刀帮妻子切牛排，但是今天的餐刀和牛排似乎格外不听话，切了几次都没有成功。张先生觉得自己的右手好像越来越无力，这让他有些急躁，紧接着右手一下子没抓牢，餐刀居然掉在了裤子上，黑胡椒汁很快在裤子上留下了两块污渍。张先生叹了口气，想起身去洗手间处理一下，谁知却没能站起来，只能无奈地又坐下了，坐下后他觉得连右腿也开始有些麻木了。"老公，你怎么了？"妻子关切地问道。"我的腿有点儿麻，手也使不上劲儿，还有点儿晕。"张先生答道。妻子赶忙起身，使劲捏他的腿和手，但张先生觉得右侧手脚酸软麻木的情况越来越重，头晕晕沉沉的，舌头也发硬，说话越来越困难，于是妻子立即拨打了120，焦急地等待急救人员的到来。

故事揭秘

幸好，张先生预订的餐厅位于市中心，不到10分钟120急救车便呼啸而至，将张先生送往医院。急诊科医生在了解情况后说："考虑是脑卒中，马上启动绿色通道。"医生带张先生做了一系列检查后，立即将他送到了神经内科病房。神经内科主任详细询问了张先生的病情，并进行了体格检查，随后指着CT片向张先生的妻子解释："根据目前情况，患者应该是患了脑梗死，也就是常说的中风。他的左侧大脑有一条脑血管分支发生了堵塞，导致右侧肢体出现了麻木，右侧面部也出现了面瘫的症状，好在您在1小时内就把他送到了医院，还算及时。您不要太担心，我们会全力救治。现在我们已经给他用了溶栓的药物，相信症状会有所缓解。""中风？怎么会呢？他才35岁，一直以来身体都很健康。"张先生的妻子的眼中满是泪水，难以接受年轻力壮的丈夫竟会患上中风。主任安慰道："病因肯定是有的，只是我们还需要时间来进一步查找。您也不要太担心，一旦有新发现，我们会及时与您沟通。"张先生的妻子答道："那好吧，辛苦你们了。"回到病房，妻子望着躺在床上熟睡的丈夫，心里充满了疑惑与担忧。"你真的给了我一个难忘的纪念日。"她苦笑着。

凌晨1点，神经内科主任在值班室里也还没有睡，因为这位新来的年轻患者的确切病因还没有找到。他仔细研究着病历，觉得有必要再去看一下患者的情况。然而他还没走到张先生的病房，就在楼道里听到了从病房内传来的鼾声。他皱了皱眉，又回到了值班室。

第二天，神经内科主任查房的时候问张先生的妻子："您爱人晚上入睡后经常打呼噜吗？"妻子答道："是的，而且呼噜声特别响，不过我已经习惯伴着他的鼾声入睡了。这有什么问题吗？"神经内科主任说："我们会请耳鼻喉科的医生来给他会诊，看一下打鼾的问题。"

经过5天的治疗，张先生的病情有所好转，右腿已基本恢复正常，只是右手还有一点儿些麻木的感觉。耳鼻喉科医生对张先生进行了会诊，通过上气道物理检查、影像学检查及睡眠监测，确认他患有睡眠呼吸暂停综合征，这正是导致他中风的主要原因。住院治疗半个月后，张先生又接受了4个月的康复治疗，麻木的右手最终恢复了正常。现在，张先生已经可以像以前一样开车了。针对打呼噜的问题，耳鼻喉科医生为张先生安排了无创正压通气治疗，他现在已经不打呼噜了。妻子说他现在的睡眠质量很好，睡觉时很安静，只是没有了鼾声的陪伴，她对这么安静的夜晚还真有些不习惯。

专业解读

相关数据显示，全球约有 9.36 亿 30 ～ 69 岁的成年人患有睡眠呼吸暂停综合征，其中约 4.25 亿人患有中度至重度睡眠呼吸暂停综合征，我国受该病影响的患者人数最多，男性患者的比例高于女性患者的比例。在全球范围内，脑卒中都是导致死亡和严重残疾的主要原因之一，其带来的社会负担是巨大的，积极识别和管理脑卒中的危险因素，对降低脑卒中的发病率至关重要。

睡眠呼吸暂停综合征患者罹患缺血性脑卒中的机制复杂多样，包括交感神经系统过度兴奋、炎症途径选择性激活、内皮功能受损及代谢失调（特别是胰岛素抵抗和脂质代谢紊乱）等方面，与心房颤动、氧化应激、内皮损伤、动脉粥样硬化、大脑血流量变化、高血压及高凝状态等诸多因素有关。相关研究显示，睡眠呼吸暂停综合征与心脑血管疾病之间有密切的关系，其病理生理变化主要导致高血压、心律失常、血脂异常、糖尿病等疾病的发生与发展，而高血压、高脂血症、糖尿病和心房颤动等已被确认为是导致缺血性脑卒中的危险因素。可见，睡眠呼吸暂停综合征可通过一系列病理生理变化促使上述危险因素形成与发展，进而导致缺血性脑卒中的发生。

那么，像张先生这样的青壮年男子为何也会患脑卒中呢？近年来，随着生活水平的提升，缺血性脑卒中的发病年龄趋于年轻化，很多年轻人都有高脂血症、糖尿病、高血压和肥胖症等问题，这些都是引起脑卒中的危险因素。睡眠监测技术的应用揭示了睡眠呼吸暂停与脑卒中之间的密切关系。睡眠呼吸暂停综合征对人体的主要危害在于呼吸暂停，以及低通气导致的低氧血症与高碳酸血症，长期缺氧还可能导致红细胞增多、血液黏稠度上升，可能诱发动脉硬化及心肌梗死。脑血管系统因其独特的解剖结构和生理特点，更容易受到夜间睡眠中反复出现的呼吸障碍和低氧血症的影响，从而诱发脑卒中。因此，青壮年若患有睡眠呼吸暂停综合征，脑卒中的发病风险将显著增加。

2008 年，美国心脏协会与美国心脏病学学院基金会联合发表了一份科学声明，指出阻塞性睡眠呼吸暂停是高血压、冠心病、心力衰竭、心律失常、脑卒中等心脑血管疾病的各种致病因素中一个被新认识到的、可干预的独立危险因素。现代生活节奏加快，中青年群体的生活压力较大，长期饮酒、熬夜、吸烟等不良生活习惯可导致高血压、肥胖、嗜睡等不良后果，严重者容易诱发脑卒中，而多数患者伴有不同程度的睡眠呼吸障碍性疾病，其中最主要的就是睡眠呼吸暂停综合征。因此，加强健康宣传教育，提升公众对睡眠呼吸暂停综合征的认知至关重要。早期发现和重视睡眠呼吸暂停综合征是预防中风发生与复发的有效手段。

揭秘人

刘娇媚

中国中医科学院广安门医院南区耳鼻喉科副主任医师

孙主任说

脑卒中以前多见于老年人群，但是现在年轻患者也越来越多见。有一些患者出现了二次脑卒中，这时更应该积极查找病因。睡眠呼吸暂停综合征是引发该病的重要原因之一，打鼾人群的脑卒中发病率要比不打鼾人群的脑卒中发病率高出几倍，所以我们绝不能忽略这一危险因素，千万不要等到诱发了脑卒中再去治疗，早期治疗打鼾是预防脑卒中的重要方法之一。

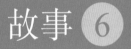
故事 6
睡眠 "杀手"
睡眠呼吸暂停综合征与猝死

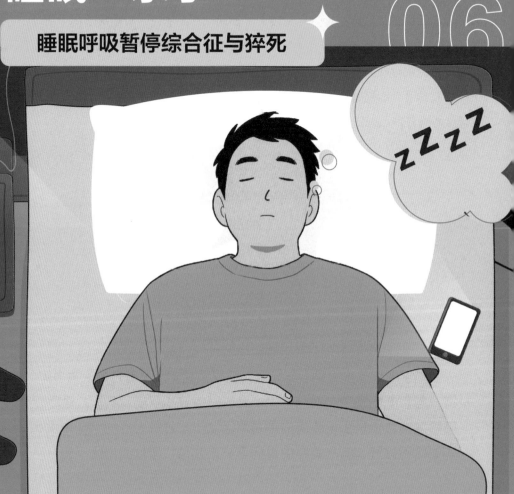

　　忙了一整天后，张先生结束了工作，匆匆赶回家。今天是女儿的生日，张太太已经准备好了丰盛的晚餐。张先生特别高兴，于是多喝了几杯，有了些醉意。庆祝完女儿的生日，张先生睡得比平时晚了一些。第二天早晨，张先生没有像平时一样起床，张太太想着他昨天睡得晚，也没太在意。到了上班的时间，张太太到张先生的房间，想要叫醒张先生，但无论她怎么叫都叫不醒。张太太摇了摇张先生，发现他身体冰凉，顿时被吓得不知所措，随后不由得人叫起来。女儿听到妈妈的呼喊声赶紧跑了过来，看到眼前的情况后立刻拨打了120。救护人员赶到时，发现张先生的呼吸和心跳已经停止了，于是立即采用心肺复苏术，然而抢救并没有奏效，张先生还是离开了自己的家人。张太太对此感到迷惑不解，无论如何也接受不了这样的事实，于是向公安机关报了案。

故事揭秘

公安人员赶到后立刻查看现场，他们在张先生身上没有发现任何锐器伤或是钝器伤，也没有检测到体内毒物，在家中没有发现其他人来过的痕迹，也没有贵重物品遗失，初步可以排除他杀和自杀的可能。法医进行了尸检，得出的最终结论是张先生的死亡原因是睡眠呼吸暂停综合征引起的心源性猝死。张先生的家人拿到这个结果后觉得不可思议，张先生才46岁，身强力壮，怎么可能就这样没了性命呢？张太太说："我先生是一名大酒店的厨师，做得一手好菜，加上工作之余经常吃肉，导致体重明显超标，一米七的个子，体重都有125千克以上了。"张太太还回想起张先生已经打了十几年呼噜了，尤其是近几年，呼噜声越来越大，简直是鼾声如雷，还严重影响了她的睡眠，一度使得她非常苦恼，为此夫妻已经分屋而睡好几年了，但张先生自己和家人都认为男人打呼噜是正常现象，就没有在意，没想到正是因为打呼噜这个大家都认为正常的现象，给这个温馨的三口之家带来了沉重打击。

专业解读

张先生的年龄不大，怎么就在睡梦中突然死亡了呢？原来，人在清醒时，咽部组织是紧张的，因此不会阻碍呼吸，但睡着以后，有的人咽部组织会松弛下来，或者由于咽部组织肥大使得部分气道受阻，于是就会出现鼾声，如果气道被完全阻塞，气流不能进入肺部，就会引起呼吸暂停。在氧气严重不足的情况下，大脑会将身体短暂唤醒，达到肌肉刚好能够收紧咽部的程度，从而解除气道阻塞，这时伴随着响亮的喘息声，呼吸才恢复正常。如此循环往复，人的呼吸会变得很浅，睡眠支离破碎，早上醒后会感到疲惫。长此以往，由于身体经常缺氧，肺脏、心脏等器官都会受到损害。饮酒后人的肌肉组织会更加松弛，导致缺氧加重，更容易突然导致窒息，如果这种情况发生在睡眠期间，就很可能导致患者猝死。

目前普遍认为，睡眠呼吸暂停是一种全身性疾病，同时又是引起猝死、导致道路交通事故的重要原因之一，可见睡眠呼吸暂停是一个严重的社会问题。大量研究结果证实，睡眠呼吸暂停可造成全身多系统、多器官的损害，除与冠心病、高血压、肥胖症、脑卒中、糖尿病、消化系统疾病、泌尿系统疾病、生殖系统疾病、呼吸系统疾病有密切关系外，睡眠呼吸暂停还会增加肺癌等恶性肿瘤的发病率，严重的甚至会造成猝死。尽管睡眠呼吸暂停会对人体产生如此广泛、长期、严重的危害，然而人们对这个问题的认识和重视十分欠缺。必须强调的是，如果患者具有患睡眠呼吸暂停综合征的高危因素和相应的临床表现，比如夜间睡眠状态下打鼾、憋气，晨起口干，白天嗜睡，则应及早就诊，并进行相关的检查，如多导睡眠监测等，如果确诊了睡眠呼吸暂停综合征则应尽早进行治疗，千万不要掉以轻心。

哪些人群更容易患睡眠呼吸暂停综合征呢？我们可以简单地用"中年""男性""肥胖"这3个词来概括。睡眠呼吸暂停综合征的女性患病人数少于男性患病人数，但近年来无论是男性还是女性，患病人数都呈上升趋势。睡眠呼吸暂停综合征是一种年龄依赖性疾病，随着年龄的增长，发病率也会逐渐升高，当然也有70岁以后该病的发病率反而略有减低的报道，可见这是一个很复杂的问题。该病与不良的生活习惯有关，肥胖人群更容易患睡眠呼吸暂停综合征。除此之外，目前还未见睡眠呼吸暂停综合征与空气污染关系的研究报道；该病与经常吸烟关系不大，但与经常饮酒有一定关系，建议大家少喝酒，同时尽量减肥；很多患者患该病与睡姿不合适有关，人在平躺时舌后坠会挤压咽腔，侧卧时这种挤压可得到部分缓解，因此建议大家尽量调整睡眠姿势，选择侧卧。

在这里，我们提醒广大患者，目前还没有公认的能有效止鼾的药物，所以各位患者应在专科医生的指导下选择接受矫治器、手术或呼吸机治疗。患者通过佩戴口腔矫治器，可使下颌前移，带动压迫呼吸道的软组织前移，从而解除或减轻呼吸道阻塞，使呼吸道变得通畅，达到止鼾的目的；患者经过耳鼻喉专科检查，符合手术指征的可以进行手术治疗；呼吸机治疗也被称为持续气道正压通气治疗，是一种非常有效和便捷的治疗方式，使用的呼吸机是一个小型仪器，可通过鼻罩把达到预定压力的空气输送给患者。

适当的治疗可以改善睡眠呼吸暂停综合征患者的嗜睡情况，降低血压，减少心脑血管疾病的患病风险，降低睡眠呼吸暂停综合征相关多系统并发症的患病率和患者病死率，有助于避免与故事中张先生经历类似的悲剧发生，也有助于提高患者的生活质量。

最后，让我们一起进行一个简单的问答小测试，如果在这个测试中，您有三个或者三个以上问题的回答为"是"，那么您很可能属于阻塞性睡眠呼吸暂停综合征高危人群，强烈建议您到附近医院进行一次睡眠呼吸检查。

✦ 您的鼾声是否很大（比如家人隔着门在隔壁房间都能听到）？

✦ 您是否经常在白天觉得疲倦或者打瞌睡？

✦ 是否有人观察到您在睡觉时有呼吸暂停的问题？

✦ 您是否曾经接受或正在接受高血压治疗？

✦ 您的身体质量指数（体重除以身高的平方）超过 35 吗？

✦ 您的年龄大于 50 岁吗？

✦ 您的颈围超过 40 厘米吗？

✦ 您的性别是男性吗？

揭秘人

刘 双

大连市友谊医院耳鼻喉头颈外科主任医师

孙主任说

打鼾往往被认为是睡得香的表现，但它带来的危险是不容忽视的。有的人在香甜的睡眠中发生猝死，可能就是睡眠呼吸暂停综合征造成的，这种情况在生活中不乏其例。如果您患有睡眠呼吸暂停综合征，千万不要在睡觉前饮酒或服用镇静药，它们有可能会加重睡眠呼吸暂停综合征带来的危害。治疗睡眠呼吸暂停综合征并减少引发和加重该病的因素，是保护打鼾人的必修课。

故事 ⑦
世界突然安静了

睡眠呼吸暂停综合征与突发性耳聋

07

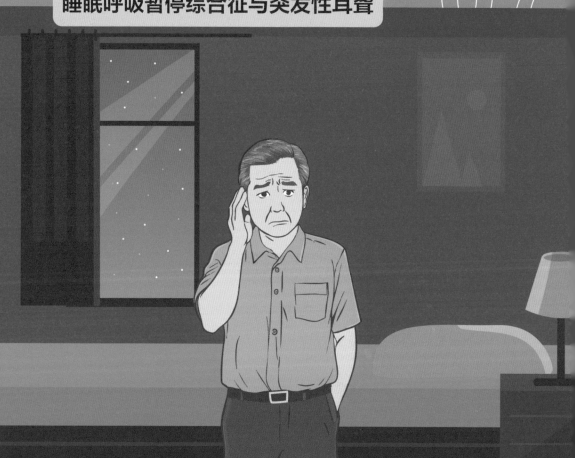

　　老张今年 50 多岁了，一直觉得自己身体很健康，平时也注重保养，没怎么吃过药、住过院。1 周前，老张突然觉得右边耳朵又堵又闷，还伴有耳鸣。老张没把这种变化当回事，也懒得去医院，于是自己在家吃了一些去火的中成药和抗炎药，不过吃了 1 周药后感觉症状没有什么变化。老张很纳闷儿，怎么好端端地，就突然耳朵不好了呢？

故事揭秘

老张前往医院耳鼻喉科就诊，医生首先使用电耳镜对他的耳道及鼓膜进行了细致检查，并未发现明显异常。随后，医生为他安排了听力学检查，结果显示老张的右耳听力在所有频率范围内均呈现中度下降，而左耳听力则处于正常范围。结合老张的病史及发病时间，医生诊断他患有右耳突发性聋。鉴于老张听力全频下降且发病已1周，医生建议他住院治疗，老张害怕听力进一步下降，于是急忙办理了住院手续。

老张入院后，医生详细询问了他的情况，确认他没有患过其他内科疾病。在完善常规检查的同时，医生按照突发性耳聋的常规治疗方案，安排老张口服糖皮质激素，通过静脉滴注给予改善内耳循环的药物，同时还使用了营养神经的药物。用药5天后，老张感觉耳朵的堵闷感明显减轻，但耳鸣仍然很明显。医生为老张复查了听力，发现他听力的低频部分已恢复正常，但高频部分仍然没有完全恢复。医生向老张解释了病情，并计划继续药物治疗。

就在医生准备离开病房去开医嘱时，老张的责任护士反映的一个情况引起了医生的注意。护士说老张白天无论正在做什么，都能很快睡着，而且鼾声很大，每天晚上一熄灯，老张的鼾声就会响彻整个病房，同病房的其他患者对此都很有意见。

医生听完护士的叙述后，又向老张详细询问了他打鼾的情况。老张说他从年轻时就开始打呼噜，一直没人在意，但随着年龄增长，呼噜声越来越大，中间还会出现憋气的现象，有时甚至会被憋醒。近年来，他明显感觉白天的精神越来越差，总是想睡觉。

医生根据老张的描述，怀疑他患有睡眠呼吸暂停综合征，于是马上给老张预约了睡眠监测。老张佩戴监测仪器睡了一晚，隔天，监测结果证实了医生的猜测：老张患有重度阻塞性睡眠呼吸暂停低通气综合征，并伴有严重的夜间低氧血症，最低血氧饱和度仅为59%（正常情况下多为95%～100%，低于90%即为异常）。在请示主任后，病房医生为老张进一步进行了颅咽X线检查，并做了压力滴定，然后很快在病房内为老张安排了夜间无创呼吸机治疗。

在一系列药物及呼吸机治疗的共同作用下，老张入院2周后复查听力时发现听力已完全恢复正常。出院时，医生叮嘱老张，出院后一定要去耳鼻喉科门诊就诊，因为针对睡眠呼吸暂停综合征的治疗还不能停止。

专业解读

突发性耳聋是指突然发生、原因不明的感音神经性听力损失，相邻频率下降超过 25 分贝，一般患者在数小时至 3 天的时间内听力下降至最低点。该病多为单侧耳发病，患者可能出现一侧听力下降、耳鸣、耳堵闷感及其他耳部感觉异常等症状，严重的甚至会出现头晕、头痛等症状。尽管突发性耳聋的确切病因尚未明确，但当前的研究倾向于认为由内耳微循环障碍引发的供血不足和缺氧是导致听力受损的关键因素，可能的原因涉及病毒感染、血管痉挛或微小血栓阻塞等。

值得注意的是，突发性耳聋虽具有一定的自愈性，但我们不能因此忽视及时诊疗的重要性。对于突发性耳聋的治疗，把握时机至关重要，患者的发病时间越长，药物治疗的效果往往越差，甚至部分患者的听力功能受损后无法恢复。

故事中的患者被明确诊断为右耳突发性耳聋，于发病 1 周后就诊。该患者的特殊性在于，他还患有阻塞性睡眠呼吸暂停低通气综合征，并伴有夜间低氧血症。鉴于内耳缺血、缺氧已被认为是引起突发性耳聋的诱因，我们必须考虑睡眠呼吸暂停导致的夜间低氧血症对突发性耳聋治疗效果及复发风险的影响。已有临床病例报道显示，伴有睡眠呼吸暂停的患者突发性耳聋的复发率高于普通人群突发性耳聋的复发率。因此，在发现患者存在睡眠呼吸暂停时，必须采取必要的治疗措施，以尽可能减轻夜间低氧对原发病的不利影响。

结合此病例，虽然目前突发性耳聋的病因尚不十分明确，但其临床治疗已被证明是有效且规范的。在规范治疗的同时，我们还必须关注患者的原有疾病，并评估这些疾病对突发性耳聋的影响。阻塞性睡眠呼吸暂停低通气综合征已被证实可引起多种疾病，包括高血压、胃食管反流病、慢性咽喉炎等，严重时甚至可能因夜间低氧导致心搏骤停，导致夜间猝死。

因此，我们建议，对于患有严重疾病或慢性病的人群，在进行睡眠评估的基础上，如发现存在睡眠呼吸暂停综合征的风险，应尽早进行睡眠监测，并及早干预，避免出现更加严重的后果。

揭秘人

乔 锦

中国中医科学院广安门医院耳鼻喉科副主任医师

孙主任说

耳聋和耳鸣困扰着许多人，而这些症状的背后，往往隐藏着不易察觉的潜在病因。睡眠问题是导致耳聋和耳鸣的重要原因之一，解决睡眠问题是改善和治疗这些疾病的关键所在。

故事 ⑧

他终于和尿床说"拜拜"

睡眠呼吸暂停综合征与儿童腺样体肥大

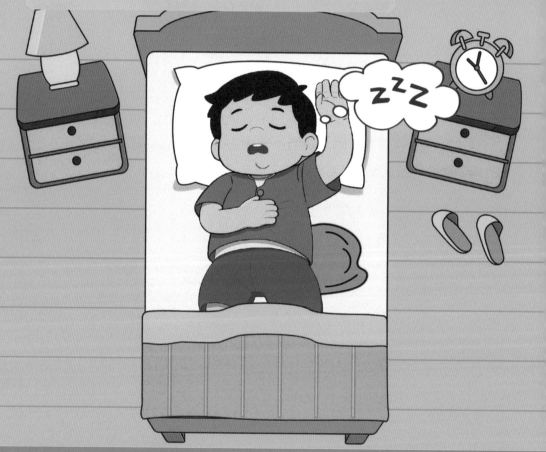

　　诊室里，一位患儿的母亲拿出手机给医生看了一段自己孩子的视频，虽然画面不是很清晰，但是无法掩盖视频中一个胖胖的小男孩儿言语和举止间的可爱。

　　视频里，妈妈问："宝宝你要去哪啊？"

小男孩儿一字一顿地回答说："飞——机——场。"

"去飞机场干什么啊？"

"接——爸——爸——去。"

"想爸爸了吗？"

"想……"

"哪里想了？"

小男孩儿略迟疑："肚——子——想——了。"

妈妈开心地笑了："那是心想了。"

"噢，心想了！"

诊室里的人都被视频里的小男孩儿逗笑了，不过妈妈却略带愁容："医生，您别看我儿子白天这么活泼，到了晚上就让人发愁了，他天天张着嘴睡觉，打呼噜，在床上滚来滚去的，而且经常感冒，动不动就出现鼻子堵、流鼻涕，前些天还得过中耳炎。另外，您别看他已经 5 岁了，但还是经常尿床，有时候中午在幼儿园午休时也会尿床，就因为有这个毛病，我还带他在儿科治疗过呢。"说完，孩子母亲又连忙从手机里调出一段视频给医生看："医生，您刚才看的是孩子白天的视频，我再给您看一个孩子晚上睡觉时的视频。"视频里，小男孩仰着身子，张着嘴，鼾声如雷，如果光听声音，很容易误认为这是 40 岁形体较胖的男性的鼾声，谁能想到这是个只有 5 岁孩子的鼾声呢？据孩子的母亲回忆，孩子从两三岁起晚上睡觉就爱打呼噜，最近呼噜声越来越大，吵得她根本没办法睡觉，刚开始她和丈夫都没把这事放在心上，觉得这是孩子睡得香的表现，她还录了一段孩子打呼噜的视频发到朋友圈，当作趣事与朋友分享。可现在，孩子的鼾声越来越大，尿床的问题也没有随着年龄的增长而缓解，反而愈演愈烈，他们担心继续这样下去，孩子会"出问题"。

故事揭秘

根据孩子家长的描述，医生建议给孩子做个鼻内窥镜的检查。鼻内窥镜经中鼻甲下方进入，通过显示屏可以详细观察到鼻咽腔、腺样体及咽鼓管咽口的情况。报告显示孩子双侧下鼻甲大，鼻道内可见大量分泌物附着；腺样体组织增生，阻塞后鼻孔，占后鼻孔的 3/4，腺体扩展到鼻腔后端，挤压咽鼓管咽口。初步诊断：鼻炎、腺样体肥大、遗尿症。

为了明确孩子夜间是否缺氧，医生建议再做一下睡眠监测，但因为个人原因，孩子的母亲希望先治疗，暂时不接受检查。最后，考虑到孩子对口服汤药较为抵触，医生给孩子开了 2 周以熏鼻和点鼻为主的外用中药，孩子的母亲听说孩子这次可以不用吃中药了，非常高兴。此外，医生还给了以下建议：减少甜食及冷饮的摄入；调整睡姿，在睡觉的时候尽量让孩子侧卧；帮助孩子养成白天闭口呼吸的习惯。

2 周后，家长带孩子来复诊，家长非常开心，表示孩子最近 1 周打鼾的症状明显减轻，鼻涕也较治疗前明显减少。做了基础的无创检查后，医生调整了中药处方，嘱咐再用药 2 周后复诊。第 2 次复诊时，医生除调整用药外，还说可以不用熏鼻了，坚持每天滴鼻治疗即可。经过 3 个月的治疗，孩子晚上睡觉时打鼾的症状明显减轻，侧卧时基本无鼾声，偶尔有张口呼吸，夜间睡眠也较治疗前安稳，感冒次数明显减少，不像以前一样经常鼻塞、流鼻涕了，而最让家长开心和惊讶的是，治疗后孩子尿床的毛病也消失了。孩子复查了鼻内窥镜，结果也令人欣喜：腺样体占后鼻孔的 1/2，较治疗前明显缩小了。

专业解读

孩子睡觉打呼噜在许多家长看来是睡得香的表现，如果由于睡觉姿势不正确偶尔如此，或是在孩子感冒发热期间短暂出现并无大碍，可是如果孩子经常打呼噜，甚至睡觉时会突然出现憋气或呼吸中断的情况，家长就需要重视起来了。儿童睡觉打呼噜未必是"睡得香"，有可能是患有儿童阻塞性睡眠呼吸暂停低通气综合征的表现，中医学又称"小儿鼾症"。随着睡眠医学的发展，以及人们健康意识和素养的提高，越来越多的家长认识到孩子打鼾的潜在危险。作为儿童时期的常见疾病，儿童阻塞性睡眠呼吸暂停低通气综合征的发病率是 1.2% ~ 5.7%，在亚洲小学生中的发病率高达 7.9%，腺样体肥大是引起这种疾病的主要因素之一。

腺样体又称咽扁桃体，位于鼻咽顶壁与咽后壁处，形状像半个剥了皮的橘子，自孩子出生后随着年龄的增长而变大，2 岁以后增殖旺盛，10 岁以后逐渐萎缩。腺样体肥大是腺样体因反复炎症刺激而发生的病理性增生，好发年龄为 2 ~ 7 岁。该病可引发多种临床症状或并发症，如儿童慢性鼻 - 鼻窦炎、分泌性中耳炎等，其中最主要且危害最大的是儿童阻塞性睡眠呼吸暂停低通气综合征，主要表现为睡眠打鼾、张口呼吸等。

儿童腺样体肥大有哪些表现？众所周知，鼻咽部是呼吸的通道，是发音的共鸣腔，也是鼻及鼻窦分泌物从鼻腔引流入口腔的通道，这里还有鼻腔通往耳朵的自然开口。腺样体正处在这样一个重要的区域，所以肥大的腺样体可以引起耳、鼻、咽、喉及下呼吸道的症状。

1. 鼻部症状

腺样体肥大最容易导致慢性鼻塞、流涕和闭塞性鼻音。肥大的腺样体及其分泌物可堵塞后鼻孔，分泌物积聚在鼻腔内不易擤出，影响鼻腔引流，常合并鼻 - 鼻窦炎，进而出现鼻塞、流涕，鼻 - 鼻窦炎又可进一步刺激腺样体增生，两者相互影响。

2. 耳部症状

肥大的腺样体阻塞咽鼓管咽口，同时腺样体炎症症状波及咽鼓管黏膜，咽鼓管在阻塞和炎症存在的情况下出现引流不畅，从而引起分泌性中耳炎，使患儿出现听力下降、耳闷胀感、耳痛等症状。

3. 咽、喉及下呼吸道症状

鼻腔分泌物倒流刺激咽部，可引起咽部不适、有异物感，分泌物进一步进入气管、支气管，可引起咳嗽、咳痰。

有研究表明，腺样体肥大患儿的常见症状为鼻塞（100%）、打鼾（100%）、张口呼吸（98%）、流涕（98%）、咳嗽（90%）、咳痰（72%）、清嗓（69%）、咽痛（50%）、尿床（36%）、耳部症状（26%）。鼻塞、打鼾、张口呼吸、流涕、咳嗽是腺样体肥大的主要临床症状。

腺样体肥大怎么会导致小儿打呼噜呢？腺样体肥大是儿童阻塞性睡眠呼吸暂停低通气综合征最常见的病因之一，肥大的腺样体阻塞后鼻孔会引起上气道通气受阻，吸气时上气道软组织塌陷，导致咽腔狭窄，影响患儿呼吸，表现为睡眠打鼾、张口呼吸；部分腺样体肥大的患儿会在夜间睡觉时出现鼾声突然停止的情况，这是因为为保持呼吸道通畅，人体会通过觉醒让气道壁肌肉的兴奋性提高，呼吸暂停则随着觉醒而结束，表现为夜间易醒；有通气障碍的患儿会通过改变睡眠姿势来改善通气，表现为睡眠不安。

腺样体肥大对儿童的影响有哪些呢？腺样体肥大会导致患儿鼻咽部狭窄，容易出现睡眠中的通气障碍，长时间通气不足可引起患儿晨起头痛、白天困倦。随着病情的加重，腺样体肥大还会引发儿童阻塞性睡眠呼吸暂停低通气综合征及低氧血症。患儿还会出现全身症状，如频繁发生呼吸暂停、憋醒等，进而导致睡眠结构紊乱，使患儿不能进入深睡眠，而深睡眠期间是生长激素分泌的高峰期，睡眠结构紊乱会使生长激素分泌减少，导致儿童发育迟缓，呼吸暂停会造成短暂的缺氧，长此以往，会影响患儿神经系统的发育，造成智力下降和其他系统疾患。患儿因鼻腔通气受阻而张口呼吸，长期缺氧和张口呼吸会影响患儿面骨的发育，导致上颌骨变长、硬腭高拱变窄、牙齿排列不整齐、下颌下垂、唇厚、上唇上翘、下唇悬挂、鼻唇沟变浅或变平等一系列颅面发育异常，医学上称之为腺样体面容。腺样体面容一旦出现，即使进行治疗也很难恢复。

腺样体肥大如何诊断？腺样体位于鼻咽部，临床上多采用鼻内窥镜、鼻咽侧位X线片或鼻咽部CT等进行检查。根据鼻内窥镜检查结果，可将腺样体阻塞后鼻孔的程度划分为4度：阻塞后鼻孔25%及以下的为Ⅰ度；阻塞26%～50%的为Ⅱ度；阻塞51%～75%的为Ⅲ度；阻塞76%～100%的为Ⅳ度。Ⅲ度以上伴有临床症状者可诊断为腺样体肥大。我们再回看一下故事中的小男孩，他打鼾，伴有张口呼吸、睡眠不安、尿床、鼻塞、流涕等症状，还得过中耳炎，鼻内窥镜检查也显示其腺样体组织阻塞后鼻孔的3/4，由此可诊断为儿童腺样体肥大。

阻塞性睡眠呼吸暂停低通气综合征作为腺样体肥大的首要并发症，不可忽视。临床医生建议所有的腺样体肥大儿童均应接受多导睡眠监测，以了解是否存在夜间缺氧和睡眠呼吸暂停的问题，阻塞性呼吸暂停低通气指数 >1 次 / 小时是儿童阻塞性睡眠呼吸暂停低通气综合征的诊断界值，及时进行多导睡眠监测有利于早期发现需要干预治疗的睡眠呼吸障碍患儿。

儿童遗尿，俗称尿床，很多家长会想当然地认为"小孩子尿床很正常""尿床不是病，长大了就好了"，因此遗尿的危害经常被家长低估和忽视。孩子尿床真的不是病吗？

儿童到了能够控制尿道括约肌的年龄而仍不能从夜间睡眠状态中醒来，发生无意识排尿行为的情况，我们称之为"遗尿症"。儿童遗尿危害巨大，是影响儿童身心健康发育的重要因素之一。相关调研结果显示，在我国，人们对儿童遗尿症的知晓率仅为62%，只有不到50%的遗尿患儿会被带去医院就诊。其实，遗尿症的患病率非常高，是儿科的常见病，多见于10岁以下的儿童，约16%的5岁儿童和10%的7岁儿童患有遗尿症，甚至2%～3%的患儿到18岁时仍有遗尿症状。总的来说，患遗尿症的男孩多于女孩，但在5～6岁儿童中，患遗尿症的女孩多于男孩，随着年龄的增长，到11岁左右，患遗尿症的男女比例约为2：1。

孩子在婴幼儿时期由于高级中枢尚未发育完全，膀胱的排尿功能只能由简单的脊髓反射弧控制，高级中枢神经不能抑制脊髓排尿中枢，因此这个时期发生的遗尿不属于病理反应。但是，孩子长到3岁时，高级中枢发育渐趋完善，已经可以随时控制尿道括约肌了，故不应该再发生遗尿。医学上对于遗尿症的具体定义仍未统一，目前国内专家普遍将5岁以上儿童持续遗尿，但无明显器质性病变的情况称为遗尿症。故事中的患儿已5岁，几乎每晚都发生遗尿，且已排除器质性病变，故可初步诊断为遗尿症。

孩子遗尿与腺样体肥大有关吗？相关研究证实，腺样体肥大的患儿出现夜间遗尿，可能与儿童睡眠和觉醒功能发育迟缓及缺氧导致的夜间血氧饱和度下降密切相关，血氧饱和度下降可导致肾小球滤过量增加，出现夜尿增多，还可影响患儿排尿神经反射弧的功能，出现夜间遗尿。

在临床上我们发现，部分因睡眠打鼾前来耳鼻喉科就诊的患儿像故事中的小男孩一样，除了打鼾，还伴有尿床的症状。故事中的患儿经过中医治疗，不仅打鼾得到了明显缓解，尿床的问题也得到了解决。因此，通过临床评估，我们不难得出结论，该患儿的遗尿与腺样体肥大密切相关，属于继发性遗尿。

"打鼾→做鼻内窥镜检查→发现腺样体肥大→手术切除"，这是许多腺样体肥大患儿的就医之路，却不是解决问题的唯一方法，更不是一劳永逸的方法。手术治疗并非小儿鼾症的根本疗法。手术后，患儿打鼾的问题可能会在一段时间内得到解决，但也有部分患儿在术后不久再次出现打鼾的情况。

首先，未切除干净的腺样体组织可能会继续增生，还会阻塞气道，引起打鼾；其次，如果引起腺样体肥大的原发病，如鼻－鼻窦炎、扁桃体炎、中耳炎、过敏症及上呼吸道炎症等问题没有得到控制，即使切除了腺样体组织，孩子仍然会打鼾；再次，人体咽喉部存在着内淋巴环，包括腺样体、扁桃体、舌根扁桃体、咽喉部淋巴滤泡等，切除腺样体后，内淋巴环会代偿性增生，也有可能阻塞气道；最后，小儿鼾症与成年人鼾症最大的不同在于儿童是正在发育中的个体，一般10岁后腺样体就会逐渐萎缩，因此如果保守治疗能够控制儿童打鼾及其并发症，就完全没有必要手术，只有反复发作、保守治疗效果差，或是患儿缺氧严重，以致影响生长发育时，才必须采用手术切除的方法，且即使切除了腺样体，也需要进一步治疗，控制其周围的炎症，才能真正解决问题。

既然手术治疗不能一劳永逸，保守治疗是不是就能更好地控制疾病呢？这实际上也是一道难题。例如，西医常用的保守治疗方法，即鼻喷激素，虽然能在一定程度上缓解症状，但儿童是否可以长期使用激素、怎样确定疗程、对生长发育会不会有影响、使用激素时如何改善鼻黏膜干燥等问题也困扰着家长和医生。中医方面，传统的治疗方式是给孩子口服中药汤剂。但是，一方面，汤药口感较差，孩子的服药依从性差；另一方面，长期服用中药汤剂势必对孩子的脾胃功能有影响，也会增加孩子肝肾代谢的负担。小儿鼾症的病因复杂，如何将内治、外治相结合，为每位患儿制订个性化治疗方案，让每一位患儿都能得到更好、更有效的治疗，是我们需要思考的。

序贯疗法在西医学理论中指的是同一种药物在治疗过程中的剂型转换。中国中医科学院广安门医院孙书臣主任医师根据自己多年的临床经验及对治疗鼻病的经典处方进行用药总结后发现，大部分治疗鼻病的常用药物中含有挥发油，中药里的挥发油对鼻病的治疗至关重要。但是，常规的煎煮方法会使大量的挥发油在煎煮过程中随水蒸气丢失，而作为治疗鼻腔疾患过程中不可或缺的成分，它的挥发是对药源的极大浪费。为了最大限度地发挥一剂中药的作用，同时又能将挥发油的有效成分充分利用，孙书臣创建了鼻病的"中医序贯疗法（SST）"，即在对患者的症状体征进行综合分析后，辨明其脏腑经络、八纲及病因病理，在审因施治、辨证用药的基础上，将方药按照一定的顺序安排好，采取内外治法相结合并贯穿始终的治疗方法，具体可以分为三步，即煎药的蒸气熏鼻、蒸馏液滴鼻和汤剂口服。

中医学认为，肺开窍于鼻，蒸气熏鼻对气血瘀滞型鼻病患者有疏通经络、消滞散结的作用。从药理学角度来讲，含有挥发油的中药除具备单纯热蒸气疗法的优点，还具有抗炎、抗菌、祛痰止咳之功用。收集煎药过程中含有中药挥发油的蒸馏液滴鼻，可使药液直接作用于鼻腔及鼻咽部黏膜，收缩鼻腔血管，促进鼻黏膜的纤毛摆动，改善通气。最后取中药汤剂内服，这样可使一剂中药最大限度地发挥其治疗作用。

清代吴师机言："外治之理即内治之理，外治之药亦即内治之药，所异者法耳。"一剂药、三种疗法，治则不变，内外兼顾，充分体现了中医治法的整体观。"中医序贯疗法"的三步法在临床中也可根据患者、病情，以及季节、环境、用药条件的具体情况灵活使用，可两两组合或选择单一方法进行治疗。一剂药既可内服，又可以熏鼻、滴鼻，小朋友更易接受，真正实现了一对一制订治疗方案，临床上治疗儿童腺样体肥大的效果非常好。

揭秘人

孙 瑶

中国中医科学院广安门医院耳鼻喉科主治医师

乔 静

天津中医药大学第一附属医院耳鼻喉科主治医师

孙主任说

尿床的孩子常常要吃很多的苦药，往往还会让家长很辛苦。有一个引起孩子尿床的病因往往被家长忽视，这个病因就是一个可能会天天出现的现象——小儿打鼾。不要只觉得孩子打鼾是件好玩儿的事情，睡眠医学界正在逐渐深入研究打鼾与尿床的关系，这些研究有助于减少家长和孩子的痛苦。

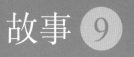

故事 ⑨
搞坏了的同事关系

睡眠呼吸暂停综合征与嗜睡

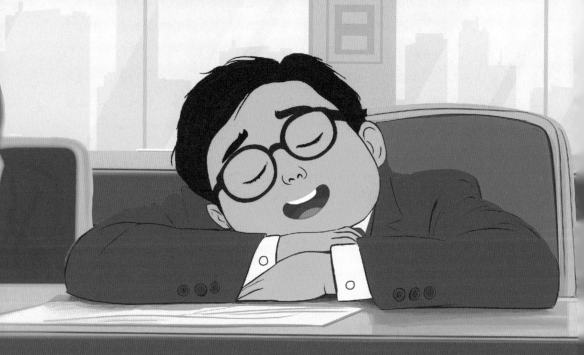

　　老陈是一所大学的副校长，50来岁，人长得很富态，对人又和气。近来学校每天都有大事小事一大堆，老陈觉得特别容易犯困，精力不足，但也只当是工作太累造成的，对此没有太上心。后来，老陈发现自己在单位盯着电脑工作一段时间后就昏昏欲睡，这导致老陈耽误了不少工作，同事都笑称他是"睡神"，他自己也挺发愁的。

老陈爱睡觉这件事不仅在单位时常发生，在家也经常发生。有一次，老陈的爱人在厨房做饭，他在客厅看电视，电视的声音开得挺大，饭快做好时老陈的爱人叫他准备吃饭，可叫了几次都没人答应，她赶紧到客厅一看，发现老陈已经睡着了。

老陈早晨睡醒后总感觉不解乏，睡完觉比睡前还要累，而且开车时特别容易犯困。出现这些症状时老陈都没有在意，认为是工作太累了，但最近发生的一件事，让老陈开始重视这个问题。

新学期开始，新校长上任了，学校让老陈安排一个全校欢迎会。欢迎会当天，老陈上台对新校长的到来表示了欢迎，随后请出新校长致辞。新校长致辞时，老陈到后排坐好，没想到不知不觉地就睡着了。后来同事私下告诉老陈他当时的呼噜声可响了，主席台上的领导和同事都听到了。自那以后，校长便认定老陈是故意装睡。老陈深感冤枉，他也不知道自己为什么会在那么重要的欢迎会上，当着全校师生的面睡着，甚至打呼噜。

故事揭秘

就诊当天，老陈是和爱人一起来的，他看上去略显疲惫，精神状态不佳，形体偏胖，尤其是腹部。老陈向医生说完自己的困惑后，老陈的爱人补充说他平常睡得可好了，沾枕即着，每天晚上能睡八九个小时，只是睡着后呼噜声比较响，震耳欲聋。老陈的爱人还回想起了一个特殊情况，有几次她被老陈的呼噜声吵得睡不着，就索性不睡了，看着他打呼噜，结果发现他打着打着呼噜会突然暂停十几秒至几十秒，有时甚至在这期间内仿佛没了呼吸一样。老陈的妻子生怕老陈憋出问题，便赶紧推老陈，结果老陈没醒，翻个身又继续睡了过去，她也就没有过多在意。

经过进一步询问，医生得知老陈患有高血压，血糖和血脂也有点儿高。此外，老陈还患有反流性食管炎，饭后没一会儿就会反酸、烧心。于是，医生为老陈安排了睡眠监测。经过一夜的监测，结合老陈的一系列临床表现及既往病史，医生诊断他患有阻塞性睡眠呼吸暂停低通气综合征。

经过综合干预和经鼻正压通气的规范治疗，老陈打呼噜的症状得到了显著改善，反酸、烧心的毛病也消失了，白天更是精力充沛，不再犯困。后来，校长得知了老陈的病情，才知道老陈在开会时睡着是疾病所致。

专业解读

从故事中我们可以看出老陈白天嗜睡、夜间打鼾甚至呼吸暂停的罪魁祸首正是睡眠呼吸暂停综合征。随着医学的不断进步和睡眠医学的深入发展，人们对睡眠呼吸暂停综合征的认识越来越深入，睡眠呼吸暂停综合征带来的危害也越来越受到人们的重视。接下来，我们就以老陈的故事为例，聊一聊睡眠呼吸暂停综合征的表现和危害。

打呼噜就一定说明患上了睡眠呼吸暂停综合征吗？当然不是。根据 2018 年发布的《成人阻塞性睡眠呼吸暂停多学科诊疗指南》，阻塞性睡眠呼吸暂停是一种以夜间睡眠过程中打鼾伴呼吸暂停和日间嗜睡为主要临床表现的睡眠呼吸疾病。阻塞性睡眠呼吸暂停低通气综合征是指睡眠时上气道塌陷阻塞引起的呼吸暂停和通气不足，伴有打鼾、睡眠结构紊乱，可频繁出现血氧饱和度下降、白天嗜睡等表现。呼吸暂停是指睡眠过程中口鼻气流停止 ≥ 10 秒。低通气（通气不足）是指睡眠过程中呼吸气流强度较基础水平降低 50% 以上，并伴动脉血氧饱和度下降 ≥ 4%。当然，并不是所有打鼾的人都患有睡眠呼吸暂停综合征，有的人只是单纯打鼾，不伴有呼吸暂停、低通气和低氧血症的表现，如果睡眠监测检查结果不符合睡眠呼吸暂停综合征的诊断，那么这类人群患上的只是单纯性鼾症，无须过度担心。单纯性鼾症人群一般只是偶尔均匀地打鼾，没有鼾声不规则、忽高忽低或者呼吸暂停的情况，也就是没有一会儿打、一会儿停，打着打着呼噜就突然停止了，甚至憋醒的情况。

有些人可能会想：既然打呼噜并不等同于睡眠呼吸暂停综合征，我这么年轻，身体又挺好的，哪有那么容易得这个病。其实，睡眠呼吸暂停综合征的发病率不像

大家想得那么低。以阻塞性睡眠呼吸暂停低通气综合征为例，近年来该病的患病率
上升明显。相关数据显示，该病在美国的患病率由 2% ～ 4% 上升到 5% ～ 14%，男
性多于女性，老年人群患病率更高，女性绝经后易患病。该病在西班牙的患病率为
1.2% ～ 3.9%，在澳大利亚的患病率高达 6.5%，在日本的患病率为 1.3% ～ 4.2%。该
病在我国香港地区的患病率为 4.1%，上海市的患病率为 3.62%，长春市的患病率为
4.81%。据估计，全球每天约有 3000 人死于睡眠疾病，而这些人中几乎每个人都有
夜间打鼾的表现。

　　尽管在我国阻塞性睡眠呼吸暂停低通气综合征的患病率较高且危害显著，但这
并不意味着所有打鼾的人都必须立即就医。一般情况下，鼾声响度在 60 分贝以下属
于正常表现，如果鼾声的响度超过 60 分贝，妨碍上呼吸道气流的通过，影响同室人
的休息，导致他人感到烦恼，这时我们称之为鼾症。鼾症较轻者并不伴有明显的缺
氧症状，重者鼾声响度超过 80 分贝，伴有不同程度的缺氧症状，如憋气或憋醒等。
如果您平常偶尔打呼噜，且声音小而均匀，可以暂时不去医院检查。如果您像老陈
那样，呼噜声时大时小，伴有或不伴有憋气、憋醒，建议到医院进行多导联睡眠监
测以便确诊。若您形体较胖，脖子较短或粗胖，或是老年人，那么无论鼾声大小，
都最好到医院检查一下，因为这些人群的呼吸道比较狭窄，上呼吸道气流不易通过，
易出现阻塞性睡眠呼吸暂停低通气综合征。美国的一项流行病学调查初步估计，在
30 ～ 35 岁的人群中，有 20% 的男性和 5% 的女性打鼾；在 60 岁左右的人群中，则
有 60% 的男性和 40% 的女性打鼾；肥胖群体中打鼾的人数比消瘦群体中打鼾的人数
多 3 倍。阻塞性呼吸暂停的危害是比较多的，比如引起生长激素分泌减少、性欲减
退、夜尿增加、蛋白尿、心肌梗死、脑卒中、脑栓塞、高血压（根据国内 20 家医院
的数据，我国阻塞性呼吸暂停患者的高血压患病率为 49.3%，而顽固性高血压患者中
的阻塞性呼吸暂停患者占 83%）、心律失常、猝死、白天嗜睡等。

　　若没有同室休息的人，没有办法知道自己鼾声大小、有无憋气情况的时候，怎
样判断应不应该到医院进行检查呢？如果自己睡觉时有憋醒的情况，那么应该尽快
到医院进行多导联睡眠监测。如果只是知道自己打鼾，但没有憋醒的情况，那么可
以根据自己白天的表现来判断，比如是否经常感到困倦、注意力不集中等。

　　睡眠呼吸暂停综合征给我们日常生活造成的危害不容忽视。例如，在工作表现

方面，患者时常打瞌睡会导致注意力下降、学习困难、对单调任务应对不佳等，还可能影响人际关系，就像故事中校长对老陈产生误会那样。如果患者从事高危职业，如公交车司机、高空作业等，那么一时的瞌睡就有可能酿成大祸。在身体健康方面，若长期患病，长时间的缺氧状态和睡眠结构紊乱可导致病情逐渐加重，出现肺动脉高压、肺心病、呼吸衰竭、高血压、心律失常、脑血管意外等严重并发症。

通过上述内容，相信大家已经对睡眠呼吸暂停综合征的表现和危害有了初步认识，也知道了在什么情况下打鼾的人需要到医院进行检查。希望看过此书的读者对自己身边打鼾的亲朋好友给予提醒，让他们尽早诊断，尽早治疗，避免长期打鼾给自己和家人带来不可挽回的损失。

揭秘人

汪玉娇

中国中医科学院广安门医院南区耳鼻喉科主治医师

孙主任说

开会时打瞌睡，甚至打呼噜，往往会导致同事间的关系变得紧张。有些人之所以在开会时睡觉、打呼噜，并非对人不尊重或对会议不重视，而是夜间睡眠质量出现了问题。尽早认识并及时治疗这种睡眠疾患，对应对白天的生活和工作至关重要。

控制不好的血糖

睡眠呼吸暂停综合征与糖尿病

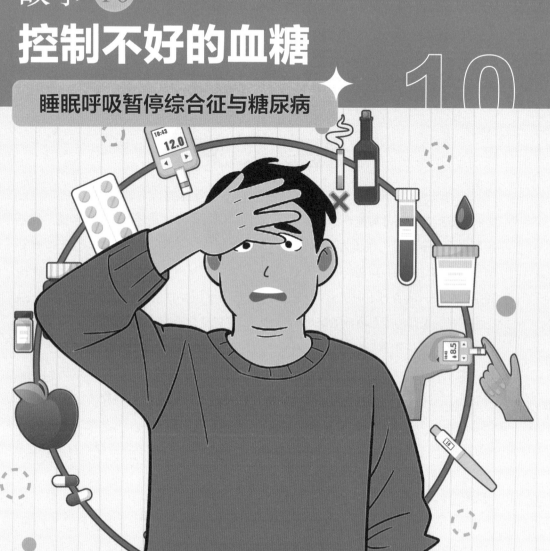

　　老张今年 40 岁，是一家企业里的小领导，由于经常要参加一些聚餐，导致老张形体偏胖。一年多前开始，老张逐渐发现自己总是头晕，白天感觉困，注意力不集中，还有口干，总想喝水，喝完水就想上厕所的情况，后来去医院体检才得知自己患了糖尿病和高血压。医生建议老张控制饮食、适当运动，但过了一段时间老张复查发现血糖的变化微乎其微，于是医生给老张开了降糖药。老张吃了 3 个月的药后，血糖仍然没有下降到正常范围内。没

办法，医生又加了一种降糖药，血糖这才有了较为明显的下降，但仍不达标，而且老张的头晕、犯困、注意力不集中、口干、多尿等问题也依然不见好转。老张很纳闷儿，都说糖尿病容易遗传，可是自己家里没有一个糖尿病患者，自己平时也开始注意饮食了，怎么这血糖就一直降不下来呢？

故事揭秘

经过医生的宣教，老张意识到自己的不舒服主要是吃出来的，喝酒、吸烟、久坐、缺乏运动、经常熬夜等不良生活习惯也是重要原因。老张还悄悄跟医生说，最近感觉性生活不满意。医生告诉老陈，肥胖（尤其是向心性肥胖）伴有高血压、糖尿病，与饮酒、吸烟、高盐高脂高糖饮食、运动少等因素密切相关。医生问老陈是否有睡眠中打鼾，或者打鼾时突然呼吸暂停，片刻后又恢复打鼾的情况，他连连点头称是。不过，老张的妻子说他的鼾声不大，不清楚有没有呼吸暂停的情况。

于是，医生安排老张进行了睡眠监测，结果显示重度阻塞性睡眠呼吸暂停伴重度低氧血症。经佩戴无创呼吸机治疗后，老张头晕、困倦、晨起口干想喝水、多尿、注意力不集中等症状逐渐减轻，血糖也得到了控制，口服降糖药已减成了一种，血压也明显下降了。老张激动地说："可算是找到病根了！"从此，老张戒烟限酒，每餐只吃八分饱，坚持适当运动。一段时间后，老张的精神明显好转了，工作更有热情了，自信心也更饱满了。

专业解读

鼻和咽是呼吸道的重要组成部分。鼻和咽阻塞常引起阻塞性睡眠呼吸暂停，严重的阻塞性睡眠呼吸暂停患者，每晚可能会有200次或更多的呼吸暂停发作伴缺氧，呼吸暂停的平均时间为25～30秒，有时甚至会超过1分钟。

阻塞性睡眠呼吸暂停在2型糖尿病患者中很常见，目前2型糖尿病对健康的危害已为人们所熟知，而阻塞性睡眠呼吸暂停对健康的危害及其所带来的医疗负担仍未得到足够的重视。

相关研究表明，阻塞性睡眠呼吸暂停患者中糖尿病的患病率超过 40%（在某些类型的睡眠呼吸障碍人群中，这一比例甚至可高达 58%），糖尿病患者中阻塞性睡眠呼吸暂停的患病率为 23% 以上，在某些类型的睡眠呼吸障碍中可高达 58%。在国外，阻塞性睡眠呼吸暂停已被证实是糖尿病的一个独立危险因素，持续正压气道通气治疗可改善胰岛素的敏感性，有助于控制血糖水平。

对睡眠呼吸暂停的治疗，主要有非手术治疗和手术治疗两种。前者主要针对轻度阻塞性睡眠呼吸暂停患者，方法有很多，择要介绍如下：调整睡觉时的体位，改仰卧为侧卧；减肥；药物治疗可能有效，但睡前应避免使用中枢神经系统抑制剂；睡觉时应用持续正压通气法，通过面罩导入气流，该法安全性好，疗效明显；口腔矫治器治疗，对纠正下颌后缩等引起的鼾症有效。

手术治疗的原则是采取相应措施，去除致病因素。对于鼻息肉、鼻中隔偏曲者，视情况摘除鼻息肉或矫正鼻中隔偏曲；扁桃体肥大和（或）腺样体肥大者，可施行扁桃体和（或）腺样体切除术。不过，手术治疗对严重的睡眠呼吸暂停患者不一定有效，特别是对一些心肺功能较差、血氧饱和度较低的重度睡眠呼吸暂停患者，还是首选持续正压通气法。

揭秘人

许彦臣

河南省直第三人民医院慢病中心副主任医师

孙主任说

糖尿病正在越来越广泛地危害着我们的健康，合理运动、控制饮食、药物治疗是治疗糖尿病最常见的方法。不过，很少有人知道打鼾也是造成血糖升高、胰岛素分泌异常的重要因素。睡眠呼吸暂停患者的糖尿病发病率是不打鼾人群糖尿病发病率的数倍。解决好打鼾——睡眠呼吸暂停问题，对于预防和治疗此类糖尿病有关键作用。

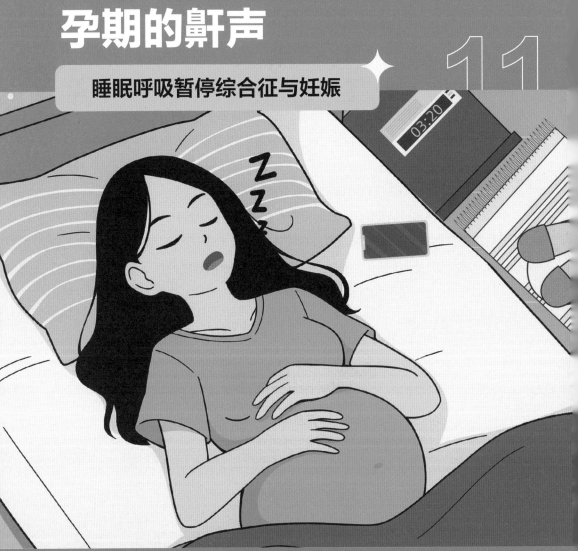

故事 ⑪
孕期的鼾声

睡眠呼吸暂停综合征与妊娠

11

　　刚刚从心血管科病房下夜班的小海还没来得及吃科里同事给他订的午饭，就急匆匆地往地铁站赶。虽然小海昨晚抢救了几个危重患者，累得不行，但是他一想到在家待产的妻子小茹和即将出生的小生命，心中就欢喜不已，昨晚的疲惫已被抛在脑后，原本沉重的脚步也变得轻盈起来，走在拥挤地铁站里的小海不由自主地微笑起来。

正值中午，天气热得让人窒息。一股股热浪袭来，小海出了地铁站后赶紧进到了楼道里。因为害怕打扰到正在休息的妻子，小海轻手轻脚地推开了房门。进屋后，只见妻子一如既往地在躺椅上看她最爱的小说，但仔细一看却发现她在频频点头，估计是又犯困了。最近小茹经常跟小海说感觉累，提不起精神，白天总打瞌睡，不知道是不是怀孕晚期身体沉重的原因。现在，小茹对站在身后的小海毫无觉察，只觉得自己头昏沉得不行，马上就要睡着了。看着妻子，小海心中不禁生出了疑惑，自从妻子进入孕 28 周以来，就几乎整夜都侧躺着，但即便如此，睡觉时还是会有严重的打鼾，这是在怀孕前从未出现过的情况啊，而且最近妻子总跟自己说累，没精神，白天看书和看电视的时候频繁打瞌睡，这到底是怎么一回事呢？

故事揭秘

身为心血管科的住院医师，虽然临床经验尚浅，但是小海知道病房里住着几位因睡眠呼吸暂停导致心血管疾病的患者。严重的打鼾导致的危害可是太多了，可以影响心血管系统、内分泌系统，乃至全身各个系统，严重的睡眠呼吸暂停肯定会对孕妇及胎儿有不良影响。小海越想心里越不安，如果小茹真的患有严重的睡眠呼吸暂停，万一出现并发症，对小茹和未出生孩子的危害简直无法想象。于是，小海当机立断，决定带着小茹到产科寻求帮助。

到了医院，小海向医生说了自己的担忧，医生对小茹进行了基本的检查，结果显示小茹孕期的体重已增长到63.5千克，在既往规律的随诊中，所有监测结果均提示妊娠情况正常。随后，小海又带着小茹去了耳鼻喉科，医生首先对小茹进行了基本检查，发现小茹存在轻度鼻黏膜充血，腭及腭垂水肿，颈部周径为38.1厘米，四肢轻度水肿。面对小海的疑惑，医生说小茹的打鼾是由妊娠引起的，而后安排小茹做了简单的口鼻气流和动态血氧监测。还好，小茹的情况还不足以诊断为睡眠呼吸暂停和缺氧。

但是，小茹出现的种种情况该如何解释呢？小海向医生表达了自己的担忧，他提到自己主管的几个患者就是由重度打鼾引发了心血管问题，他不知小茹是否也属于这种情况。耳鼻喉科的医生表示，小海的警惕是有道理的。虽然小茹在睡觉时会打鼾，但并没有出现呼吸暂停的现象，而且尽管她在白天感到困倦，却并未真正入睡。考虑到女性在怀孕这一特殊时期，身体会发生诸多变化，这些变化可能会对呼吸产生影响，因此医生建议密切关注小茹的情况，必要时再进行睡眠监测。

专业解读

妊娠可伴随很多生理变化，这些变化在清醒及睡眠过程中都可以影响到呼吸。在妊娠早期，嗜睡与总睡眠时间增加，第 3 期、第 4 期睡眠及快相睡眠的减少是很常见的；在妊娠中期，睡眠可恢复正常；到了妊娠晚期，睡眠通常又会被尿频、背痛、胎动、腿抽筋及反酸干扰。妊娠还可能会导致或者加重不宁腿综合征（小腿深部于休息时出现难以忍受的不适，经运动、按摩可暂时缓解的一种综合征，又称"不安肢综合征"）。在妊娠晚期，孕酮（一种呼吸刺激剂）水平的升高与动脉血二氧化碳分压的降低有关，逐渐增大的腹围会导致膈肌上抬，鼻道和咽部会出现水肿，这种改变可导致 30% 以上的孕妇出现打鼾现象。

妊娠期可能出现的睡眠问题包括白天嗜睡、失眠、打鼾、不宁腿综合征、发作性睡病（睡眠障碍的特殊类型，以不择时间、突然发作、难以克制的嗜睡为特点）、阻塞性睡眠呼吸暂停、上气道阻力综合征等，上述睡眠相关问题可能会导致先兆子痫的加重。

尽管打鼾在孕妇中很常见，严重的阻塞性睡眠呼吸暂停却并不多见。一项多中心研究显示，睡眠呼吸障碍的症状往往会随着妊娠进程的推进而明显加重。不同类型睡眠疾病的相关因素各异，妊娠期睡眠疾病的高危因素多与妊娠高风险预警评级、高体质量指数、较大孕周、高血压、有流产史、无足月分娩史等密切相关。少数重度阻塞性睡眠呼吸暂停的病例报道显示，一些患有该病的孕妇在分娩之后仍然存在睡眠呼吸暂停的问题，可见就这些患者来说，妊娠可能加剧了她们的睡眠呼吸暂停。近期的一项研究显示，对患有先兆子痫的孕妇来说，即便她们并没有明显的睡眠呼吸暂停症状，但是气流受限仍可能加重血压问题，严重的甚至需要接受经鼻气道正压通气治疗。对胎儿和孕妇都进行严密的监测是非常重要的，已有证据表明，母亲患有重度阻塞性睡眠呼吸暂停，可能会造成胎儿宫内发育迟缓。

故事中，小茹没有呼吸暂停及白天过度嗜睡的症状，所以属于单纯性打鼾，加上规律的产科检查也没有发现胎儿受累的证据，因此小海的担忧得以消除。医生嘱咐小海，如果小茹产后仍持续存在打鼾的问题，或者白天过度嗜睡，应及时进行睡眠监测。

总的来说，妊娠期，特别是妊娠晚期出现打鼾可能是正常现象，但是打鼾的孕妇如果出现已被证实的呼吸暂停、重度高血压，以及在过去或当前怀孕期间出现了无法解释的胎儿宫内发育迟缓，进行睡眠监测就显得尤为必要。对于阻塞性睡眠呼吸暂停患者，怀孕可能会对胎儿发育产生潜在的不良影响，因此睡眠评估是必需的。有限的数据显示，经鼻气道正压通气可作为妊娠期睡眠呼吸暂停的一种治疗选择，对胎儿进行严密监测也是十分重要的。

希望通过这个病例，能让夜间打鼾的准妈妈们获得一些有用的信息，祝愿大家都能平安、愉快地度过孕期！

揭秘人

赵莹莹

北京中医药大学东直门医院耳鼻喉科副主任医师

孙主任说

打鼾往往被认为是男性的"专利"，但实际上，女性打鼾同样不容忽视，特别是对于孕妇，我们更应关注她们的健康，同时关注胎儿的健康发育。对于孕期出现的打鼾现象，我们一定要给予足够的重视，及时带孕妇进行检查或治疗，确保孕妇和胎儿的健康不因我们的疏忽而受到影响。

故事 ⑫
多次流产谁之过
睡眠呼吸暂停综合征与生殖功能

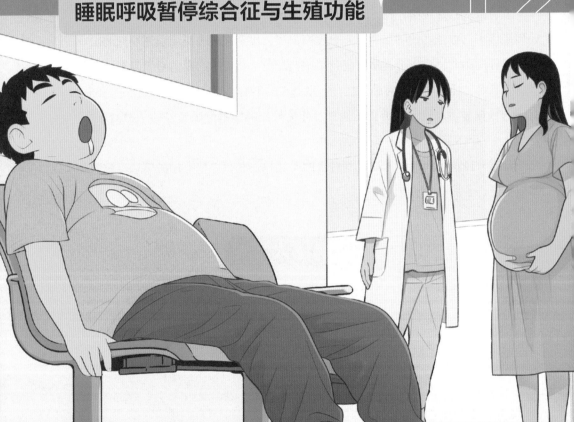

　　临近中午，小莉正在单位食堂排队打饭，电话铃声响起，来电显示"老公"。

　　"莉莉，今天别在食堂吃啊，我给你带了饭，你来单位门口吧。"

　　"哎呀，你怎么又来给我送饭啊，不是说好了吗，我吃食堂挺好的。"

　　"食堂人多又乱，而且饭菜里的油大，你怀孕了，还是吃家里的饭菜好些。"

　　"好吧，我现在就去门口等你。"

　　挂了电话，小莉一边装手机一边往食堂外面走，突然脚下一滑，打了一个趔趄，还好及时稳住了身子，但手机掉在了地上，屏幕被摔碎了。

　　小莉走到单位门口，坐上了私家车。丈夫小李见她哭丧着脸，忙问发生了什么事。听说了小莉刚才的经历，小李二话不说一脚油门就往医院开去。小莉也全身紧张，一路沉默不语。怀孕怕摔大家都理解，可为什么只是打了个趔趄夫妻俩就这么紧张呢？原来这是小莉第三次怀孕了，前两次都是因为一些小动静就发生了孕早期流产，医生说如果这次再流产就属于习惯性流产了，所以小莉这次怀孕后全家人都提心吊胆，不敢有半点儿闪失。

　　到医院做了检查后，医生说小莉没有大碍，不过平时还是要多注意，避免类似的情况再次发生。小莉听后总算放下心来，小李也终于松了一口气，轻声地安慰着小莉。二人回到家中，小莉的妈妈把早就熬好的药递了上来，不过这药不是给小莉喝的，而是给小李喝的。小李喝完了药，边挠头边说："刚才我们去了医院，医生说小莉没有大碍，这回有希望了，没想到这药还真有用！"

故事揭秘

　　小莉前两次流产后在妇产科查了个遍也没查出问题来，小李经常陪妻子看病、检查，有一次由于等待的时间太长，他不小心睡着了，呼噜响得整个候诊区的人都能听见，正好一位耳鼻喉科医生路过，建议他去挂号查一查。进行睡眠监测后发现，小李不仅有睡眠呼吸暂停的问题，还伴发了低氧血症，医生仔细询问后得知小李在性生活上有时会力不从心，但夫妻俩以为是小李工作太劳累了，也就没在意。医生建议小李到泌尿科再检查一下，结果发现小李的精子质量也出了问题。

小李为了备孕，既不抽烟也不喝酒，作息很规律，为什么精子质量会有问题呢？原来，小李常年坐办公室，又不爱运动，导致严重肥胖，一米八的个子体重却有两百多斤（即一百多千克），小莉平时总爱拍着他肚子上的几层肉笑称这是"游泳圈"，每年在单位体检时小李都会被查出来患有脂肪肝。同时，阻塞性睡眠呼吸暂停低通气综合征（OSAHS）伴低氧血症导致的夜间频繁低氧对男性性功能和精子质量也是不利的。

小李在医生的建议下开始在夜间佩戴呼吸机，并按时吃药，几个月后经过检查，小李睡眠呼吸暂停好转了，精子质量也有了提高。后来小莉怀孕了，接着便出现了故事开头的那一幕。幸运的是，这次小莉没有"习惯性"流产，宝宝顺利出生了，一家人十分开心。

专业解读

勃起功能障碍（ED）指不能达到或维持充分的勃起以获得满意的性生活，该病是中老年男性的常见病，也见于青年男性。有研究指出，25 ～ 65 岁睡眠呼吸暂停男性患者的勃起功能障碍发病率约为 48%。低促性腺激素性性腺功能减退症（HH）是导致男性不育的原因之一。有研究表明，男性严重肥胖（身体质量指数 > 35）可能导致低促性腺激素性性腺功能减退症，其他促发肥胖者患低促性腺激素性性腺功能减退症的因素包括代谢综合征、糖尿病和睡眠呼吸暂停综合征。那么，阻塞性睡眠呼吸暂停低通气综合征与生殖功能到底有什么联系呢？

1. 缺氧

阻塞性睡眠呼吸暂停低通气综合征患者在夜间睡眠状态下反复发生的慢性间歇性缺氧及疾病引起的睡眠结构紊乱，增强了交感神经的兴奋性，提高了血浆中儿茶酚胺的水平，这些变化会减弱阴茎的勃起功能。此外，夜间间歇性缺氧可引起外周神经轴索和髓鞘病变，导致阴茎球海绵体反射反应时间延长或消失，从而损害勃起功能。

2. 内皮损伤

阻塞性睡眠呼吸暂停低通气综合征会使患者在夜间睡眠状态下出现间歇性低氧，损伤血管内皮细胞，使患者血管内皮的功能受损，导致其信号传导异常，释放一氧化氮能力减弱，引起体内一氧化氮水平下降。一氧化氮在扩张血管、调节神经传导等方面起着重要的作用，尤其在维持阴茎的膨胀状态及勃起功能方面有积极的作用，因此一氧化氮生成减少将影响阴茎勃起的硬度和持续时间，从而导致勃起功能障碍。

3. 性激素水平

阻塞性睡眠呼吸暂停低通气综合征患者出现的夜间睡眠片段化、间歇性低氧和高碳酸血症等会在不同程度上抑制和损伤下丘脑 - 垂体 - 性腺轴，使机体内分泌节律紊乱，出现性激素分泌异常，引起性功能障碍。目前尚无研究证明睡眠呼吸暂停与少精症等疾病直接相关，超重、阻塞性睡眠呼吸暂停低通气综合征、继发性性腺功能减退症三者的关系是值得深入研究的领域。睾丸内的睾酮是刺激精子生成的主要激素，有研究表明，男性睡眠呼吸暂停患者的睾酮浓度较低。欧洲一项研究分析了 8 个研究中心共计 3220 例 40 ～ 79 岁男性的临床数据，结果显示在所有年龄段中，相比于正常体重男性，超重男性的总睾酮浓度和性激素结合球蛋白浓度均较低，肥胖男性的这两项数值更低。相关动物实验的结果也显示，与对照组相比，阻塞性睡眠呼吸暂停低通气综合征组的上气道间隙减小，血氧饱和度、氧分压和 pH 值下降，二氧化碳分压升高，精子计数、活动率、存活率下降，精子畸形率升高，光镜和透射电镜下观察结果显示，与阻塞性睡眠呼吸暂停低通气综合征组相比，经口腔矫治器治疗的阻塞性睡眠呼吸暂停低通气综合征组的睾丸生精细胞、生精小管、生精上皮的健康情况有所改善。

阻塞性睡眠呼吸暂停低通气综合征是一种发病率很高的睡眠呼吸障碍性疾病，它在不知不觉中危害着患者的身心健康。肥胖、勃起功能障碍与精子质量异常也会给患者和家人带来身体上的痛苦和心理上的压力。到目前为止，上述问题之间的关系还未被完全阐明，但已有临床研究证据表明，阻塞性睡眠呼吸暂停低通气综合征患病人群勃起功能障碍的发病率是非阻塞性睡眠呼吸暂停低通气综合征患病人群勃起功能障碍发病率的 2 倍以上，同时患有阻塞性睡眠呼吸暂停低通气综合征和勃起功能障碍的患者，经过阻塞性睡眠呼吸暂停低通气综合征手术治疗，性功能也得到了改善。可见，提高大众对睡眠呼吸暂停的认知水平和医生的诊疗水平，有助于帮助更多的患者改善性功能障碍，提高生活质量，更好地孕育下一代。

揭秘人

赵雪琪

清华大学玉泉医院（清华大学中西医结合医院）耳鼻喉科主治医师

孙主任说

　　睡眠呼吸暂停不仅会影响患者自己的身体健康，也会给别人造成噪声困扰，甚至可能影响到爱情结晶的诞生。当我们身边的亲人、朋友出现疑似睡眠呼吸暂停的问题时，一定不要忘记提醒他们及时去医院接受专业的诊疗，以保障家庭的和谐幸福。

故事 ⑬

视力 "杀手"

睡眠呼吸暂停综合征与缺血性视神经病变

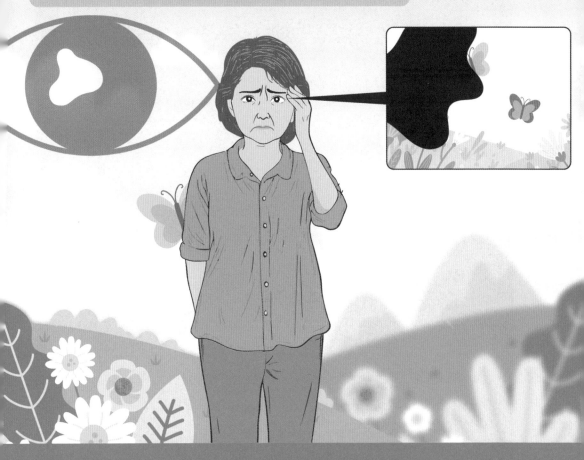

　　55 岁的李阿姨原来在社区工作，是个热心肠，不久前刚退休，终于闲下来了，过上了每天早起去公园锻炼，傍晚去广场跳舞的好日子。李阿姨每天沉浸在自由安排时间的快乐里，忙着制订旅游计划和健康饮食计划，还打算重启年轻时因为没有时间而搁置的学钢琴计划。李阿姨刚享受了一星期的美好退休生活，就总觉得左眼看东西有点儿模糊，好像眼前有东西挡着一样，她也没放在心上，琢磨着可能是之前上班太忙了，忽然闲下来有点儿不适应，导致上火了，于是自己吃了点儿去火药，但眼睛还是没有好转。在一次跳舞时，她和老姐妹们说起这件事，大家都说可能是白内障导致的，李阿姨结合自己的症状在网上搜索了一下，发现患上白内障后只需做手术换一个晶体就可以恢复视力了，再加上目前眼睛的问题还不影响生活，这件事就搁置了。

又过了一星期，李阿姨发现左眼视力受到影响了，看东西时左眼靠近鼻子的那一侧总是有大概1/3的区域发黑，这下李阿姨着急了，赶紧去医院的眼科进行检查。检查结果把李阿姨吓了一跳，左眼视力只有0.5左右了。李阿姨身材圆润，一眼看去在同龄人中应该是身体最壮实的，虽然患有高血压、糖尿病，但是一直通过药物治疗，控制得马马虎虎，李阿姨也就没把视力下降的事情放在心上。接下来的一星期，李阿姨天天跑医院，大大小小的检查都做了，排除了白内障的可能，最终诊断为缺血性视神经病变，好在经过一个多月的积极治疗，李阿姨的视力基本稳定在了0.5，不过眼前有遮挡的症状没有明显好转。虽有遗憾，但生性乐观的李阿姨心想好歹右眼视力还可以，此后便更加珍视右眼，在饮食起居等方面都格外注意。

愉快的退休生活持续了10个月左右，李阿姨的亲妹妹突患重疾去世，这使得她悲痛万分。料理完妹妹的后事，有一天李阿姨忽然觉得自己的右眼前有黑影，视物发灰，看东西有遮挡感，10个月前左眼患病时的那种熟悉的感觉又回来了，这次李阿姨没敢再耽搁，赶紧去了医院，但依然没能阻止病情的进一步加重，仅一星期的时间，右眼视力就急剧下降，经过2个月的治疗，右眼也只能模糊地看到人影，仅有光感。李阿姨的情绪和生活都受到了严重的影响，她自己一个人不敢出门，也不愿见人，作为家里顶梁柱的她忽然变成了家人的负担，这使得她不愿意与家人交流，差点儿患上抑郁症。

经友人介绍，李阿姨开始接触中医。经过中药及针灸治疗，李阿姨右眼的视力较前好转，能达到0.1了，恰巧一同接受治疗的患者中有一位钢琴老师，喜爱音乐的李阿姨跟随她重新开始了钢琴的学习。李阿姨每天坚持练习，很快就能演奏一些曲子了，经常跟着患者自发组织的小乐团一起搞活动。渐渐地，李阿姨重燃了生活的希望，那个曾经的她又回来了。

故事揭秘

李阿姨的双眼先后出现视力下降，尤其是右眼视力下降给她造成了很大的影响，但一直没有找到确切的病因。之前由于李阿姨晚上睡觉打呼噜，影响了老伴儿郭叔叔的休息，所以两人一直分房睡觉，李阿姨生病后郭叔叔担心她眼神不好，夜里起来上厕所不安全，所以两人又搬回了一个卧室。晚上睡觉时，李阿姨的呼噜声特别大，郭叔叔即便戴了耳塞也睡不好。郭叔叔每晚听着李阿姨的呼噜声，觉得李阿姨睡得真香，再想到李阿姨这些年雷打不动地睡午觉，自己晚上却睡不踏实，郭叔叔是真羡慕不已。

这天，李阿姨演出回来后说非常累，早早就睡了。半夜，郭叔叔默默关注着李阿姨的呼噜声，突然发现呼吸声停了足足半分钟的时间。郭叔叔吓坏了，把手指放在老伴儿的鼻孔前探了好几次，生怕出什么意外。平时李阿姨也时常有这种打着打着呼噜突然暂停呼吸的情况，但也没有停过这么长的时间，所以这次郭叔叔再也忍不住了，摇醒了李阿姨。李阿姨醒后不禁感到生气，自己睡得好好的怎么就被弄醒了，和郭叔叔拌了几句嘴后又倒头睡去。看到老伴儿没事，郭叔叔也就放心了，然而没一会儿，呼噜声又停了将近半分钟，这下郭叔叔睡不着了，赶紧推了推老伴儿，李阿姨哼了一声，侧过身继续睡了。这一晚，郭叔叔都不敢睡实，一直留心听着李阿姨的呼噜声。终于熬到了第二天早上，郭叔叔赶紧将夜间呼噜声消失半分钟的事告诉了李阿姨，李阿姨没当回事，说自己打呼噜几十年了，偶尔有憋醒的时候自己都知道，没有大问题，就是太累了。就这样过了一个多星期，郭叔叔每晚都提心吊胆，生怕老伴儿憋过气去，总盯着她睡觉，后来他以影响自己休息为由，硬拖着李阿姨来到了医院睡眠科。听完郭叔叔的描述，李阿姨还是嘴硬，说自己没事，就是老伴儿嫌她吵。医生建议李阿姨做一下睡眠监测，看看睡眠过程中有没有缺氧的情况。当医生问到是否患有其他疾病时，李阿姨把自己患有的基础病，以及双眼视力下降的情况告诉了医生。医生高度怀疑李阿姨的高血压和视力下降的问题与打呼噜有关，李阿姨听到这儿，坚定了做睡眠监测的决心。

李阿姨在医院做了一整晚的睡眠监测，几天后监测结果出来了，各项指标表明，李阿姨存在重度睡眠呼吸暂停，夜间有重度缺氧的情况，最低血氧饱和度仅有 60%，最长呼吸暂停时间长达 48 秒。原来，李阿姨打呼噜的问题不仅影响了郭叔叔的睡眠，与自己患有的高血压、缺血性视神经病变也有关系。看到诊断报告后，李阿姨恍然大悟，后悔不已。

专业解读

大家常说的"打呼噜"怎么就变成严重的疾病了呢？怎么还会引起视力下降呢？打呼噜一般是指在睡觉时打鼾，声音超过 60 分贝，这个症状严重影响了别人的休息和自己的健康。阻塞性睡眠呼吸暂停综合征是一种发病率较高的睡眠障碍相关疾病，患者在睡眠中反复发生上气道部分或完全塌陷，导致呼吸暂停或者气流减弱，从而出现间歇性低氧血症及睡眠碎片化。阻塞性睡眠呼吸暂停除打呼噜外，通常还会伴有日间犯困、有疲劳感，以及记忆力减退、高血压等，需要到医院进行睡眠呼吸监测，这项检查是诊断该类疾病的金标准。

现代化水平的提高导致肥胖人群增多，颈部脂肪堆积会引起气道狭窄，此外一些上气道相关疾病，如过敏性鼻炎、鼻息肉、腺样体肥大、扁桃体肥大等也会引起气道狭窄，使得阻塞性睡眠呼吸暂停的发病率逐年上升。但是，由于对该病的宣传力度偏低且患者对该病的认知水平不足，加之传统观念中"打呼噜睡得香"的影响，只有很少一部分患者会因打呼噜而到医院就诊，绝大部分患者处于慢性缺氧状态而不自知。此类患者由于存在上气道（鼻腔、咽、喉等）的狭窄，加之睡觉时肌肉松弛或者舌后坠等因素，气道塌陷导致患者呼吸时处于通气不足的状态，会发出响亮的呼噜声，血液中的氧气含量降低，各器官均处于低氧状态，如有夜间憋醒的情况，则说明缺氧情况比较严重。由于患者的睡眠碎片化，存在微觉醒，因此患者常常觉得睡了一晚觉还是不解乏，虽然睡眠时间不短，但是睡眠的效率很低，早晨起床后头脑不清晰，日间犯困，常会影响工作及生活。李阿姨近年来雷打不动地睡午觉，其实是机体"补觉"的一种表现，只是在不知情的郭叔叔眼里，李阿姨拥有令人羡慕的睡眠。

李阿姨所患的缺血性视神经病变是一种致盲性较高的眼病，其特征性起病表现是突然发生的无痛性单眼视力下降，视野缩小。该病是 50 岁以上人群中最常见的急性视神经病变，发病率为 2 ～ 10 人 /（10 万人·年），其中 2% ～ 15% 的患者在 5 年内出现对侧眼受累发病，预后较差，致盲风险高。多项研究显示，在该类缺血性视神经病变患者中，阻塞性睡眠呼吸暂停的患病率为 55.6% ～ 59%。与普通人群相比，阻塞性睡眠呼吸暂停患者发生缺血性视神经病变的风险高出 16%。虽然两者之间不是直接的因果关系，但阻塞性睡眠呼吸暂停仍是缺血性视神经病变最重要的影响因素之一，可能会通过以下 3 个方面来导致眼部患病。

首先，绝大多数阻塞性睡眠呼吸暂停的患者伴有不同程度的夜间低氧血症，视神经乳头对缺血、缺氧非常敏感，缺氧会导致该区域水肿，低氧是引发视神经病变的关键因素，长期低氧可能引起与缺氧相关的视神经萎缩。

其次，机体对低氧产生反应，可通过交感神经兴奋性增强、氧化应激、缺氧性损伤、系统性炎症、胰岛素抵抗和血管内皮功能损害等途径，引起心血管 - 代谢性疾病，如高血压、糖尿病、脂代谢紊乱等，这些问题也是包括缺血性视神经病变在内的多种眼病发生与发展的危险因素。睡眠呼吸暂停常与高血压并存，高血压会加重视神经乳头部的血管负担，引起血管内皮损伤，从而影响视神经的血供，进一步加重视神经缺血，可见高血压是引起缺血性视神经病变的重要危险因素。糖尿病、高脂血症亦是引起视网膜病变和视神经损伤的常见原因。

最后，阻塞性睡眠呼吸暂停患者常在夜间出现颅内压增加，眼压波动，尤其是发生呼吸暂停时，这些都可能减少视神经乳头的灌注，损伤视神经，增加患病风险。

由此可见，阻塞性睡眠呼吸暂停引起的低氧血症，以及继发的高血压、糖尿病、脂代谢紊乱、颅内压增高、眼压波动等，都可能导致缺血性视神经病变的发生与发展。

　　目前，治疗阻塞性睡眠呼吸暂停最常用的方法是佩戴呼吸机，即在夜间睡觉时佩戴面罩，通过面罩持续向气道施加正压的气流，改善夜间低氧的情况。对于伴有睡眠呼吸暂停的单眼缺血性视神经病变患者，坚持佩戴呼吸机治疗，有助于降低对侧眼受累发病的风险。由于李阿姨存在重度阻塞性睡眠呼吸暂停，她也在医生的建议下在夜间佩戴了呼吸机。经过一段时间的治疗，李阿姨的血压水平进一步稳定了，甚至连降压药都减量了。李阿姨现在是科普小达人，平时随着社区音乐队外出演出，空闲时间还不忘给到场的群众科普打呼噜与眼病的相关性。

揭秘人

王　娜

中国中医科学院眼科医院耳鼻喉科主治医师

孙主任说

　　除缺血性视神经病变外，阻塞性睡眠呼吸暂停这一危险因素还与其他几种眼病的发病具有相关性，如青光眼、糖尿病视网膜病变、中心性浆液性脉络膜视网膜病变、视网膜静脉阻塞、眼睑松弛综合征等。如果您发现周围的亲朋好友患有以上这些眼病，同时伴有打呼噜的情况，不妨建议他们到医院就诊，检查一下是否患有睡眠呼吸暂停综合征，早期筛查、早期治疗睡眠呼吸暂停综合征，有助于避免相关眼部病情的进一步加重。

故事 ⑭

止不住的"咳嗽"

睡眠呼吸暂停综合征与支气管哮喘

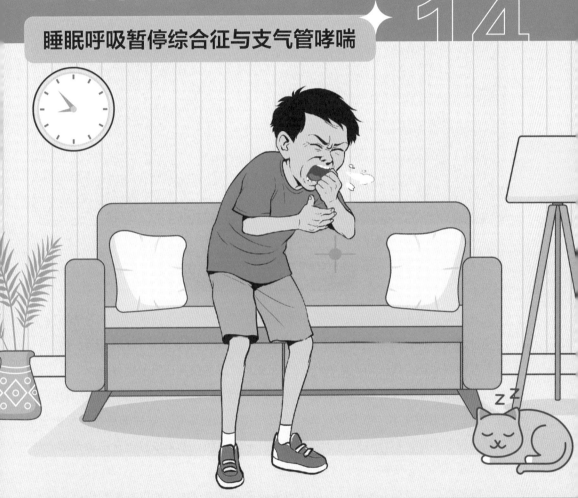

俗话说"一场秋雨一场寒",国庆节过后,北京接连下了几天雨,气温骤降,一下便进入了深秋。公园里,火红的枫叶和金黄的银杏叶铺展开来,格外好看。临近傍晚,华灯初上,淅淅沥沥的小雨如期而至,忙碌了一天的人们也纷纷回到家,卸下了一天的疲惫。

老宋吃完晚饭，躺在沙发上悠闲地看着电视，最近追的电视剧还有一集就大结局了，这会儿正是无聊的广告时间，老宋打了个哈欠，感到有点儿疲乏，他找来一条毛毯，闭上眼睛，打算眯一会儿。突然，一阵寒意袭来，老宋感觉胸口一阵憋闷，嗓子也好像被什么东西堵住了，紧接着便剧烈咳嗽起来，咳得上气不接下气，仿佛要把五脏六腑都咳出来，老宋赶紧坐了起来，咳嗽却还是抑制不住。

老宋的咳嗽声惊动了在卧室打电话的老伴儿，她赶紧跑过来查看老宋的情况，发现老宋满头大汗，嘴唇发紫，胸骨和锁骨上的皮肤都凹进去了。老伴儿知道老宋患有多年的哮喘，现在应该是哮喘发作了，于是赶紧拿出家中常备的急救药给老宋用上。过了一会儿，老宋缓了过来，但还是有些胸闷不适，保险起见，两个人还是收拾了一下后到医院就诊。

故事揭秘

老宋和老伴儿来到医院，医生对老宋进行了问诊和查体，确定老宋的情况属于哮喘急性发作，了解到老宋既往就有哮喘病史，医生问他最近有没有接触过敏原，有没有剧烈运动，现在的职业是什么，以及发病前有没有情绪激动等情况。老宋表示自从确诊哮喘以来自己一直非常注意，不接触过敏原，不做剧烈运动，按时用药，再加上已经退休在家，也没有什么让自己情绪激动的事情，这病却还是反反复复，怎样也控制不好，自己对此也非常纳闷儿。不仅如此，老宋说感觉自己每天都十分疲惫，晚上都要先咳嗽一会儿才能入眠。

听到这里，老伴儿也表示，自己知道老宋对尘螨过敏，所以家里的床单、枕套等床上用品和衣服她都是定期清洗的，十分注意。"他这次哮喘发作得真是太突然了，我听着他呼噜都打起来了，还以为他睡着了，结果突然就开始咳嗽，把我都吓了一跳。"老伴儿回想起当时的场景还是有些惊魂未定。

老伴儿的话引起了医生的注意，经过进一步询问，医生了解到，老宋打呼噜也有很长时间了，呼噜声有时候会特别响亮，吵得老伴儿睡不着，他自己时不时还会突然憋醒。医生给老宋安排了相关检查，最终明确老宋患有阻塞性睡眠呼吸暂停低通气综合征

原来，老宋的哮喘反复发作，怎样也控制不好，与患有阻塞性睡眠呼吸暂停低通气综合征有关，这个病既可以引发并加重哮喘，也可以由哮喘所致，两者密切相关。

专业解读

哮喘是由多种细胞（如嗜酸粒细胞、肥大细胞、T 淋巴细胞、中性粒细胞、平滑肌细胞等）和细胞组分参与的气道慢性炎性疾病，以反复发作的咳嗽、胸闷、喘息等为主要临床表现，常于夜间及清晨发作。哮喘与阻塞性睡眠呼吸暂停低通气综合征常合并存在，近年来受到广泛关注。

哮喘与阻塞性睡眠呼吸暂停低通气综合征均与呼吸道有关，哮喘的发生部位以下呼吸道和（或）小气道为主，而阻塞性睡眠呼吸暂停低通气综合征的发生部位为上呼吸道和（或）大气道，两者均表现为气道间歇性狭窄，同时存在气道炎症，可出现间歇性或持续性缺氧，严重时可影响睡眠效率。两者还具有相同的危险因素，如过敏性鼻炎、肥胖或胃食管反流等。

研究表明，哮喘患者合并打鼾及呼吸暂停的比例明显高于非哮喘患者打鼾及呼吸暂停的比例，且哮喘患病时间越长，病情越重，合并阻塞性睡眠呼吸暂停综合征的风险越高。哮喘引发阻塞性睡眠呼吸暂停综合征的主要机制为夜间哮喘导致夜间睡眠质量下降、睡眠片段化、睡眠结构紊乱，进而引起上气道阻力增加，加重阻塞性睡眠呼吸暂停低通气综合征。并且，许多哮喘患者需要长期使用糖皮质激素控制病情，而糖皮质激素的不良反应，如向心性肥胖、水钠潴留等，会影响上气道扩张，加重阻塞性睡眠呼吸暂停低通气综合征。像老宋这样晚上打呼噜，甚至还会憋醒，可能就是哮喘这个"老病根"在捣鬼。

阻塞性睡眠呼吸暂停低通气综合征是导致哮喘急性发作的独立因素，阻塞性睡眠呼吸暂停低通气综合征患者夜间打鼾时常常经口呼吸，不经过鼻腔直接吸入冷空气及空气中的细菌、灰尘等，进而刺激气道，加重气道炎症。此外，阻塞性睡眠呼吸暂

停低通气综合征患者在呼吸暂停时声门处的神经受体会受到刺激，引起支气管反射性收缩，同时胸腔负压增加，刺激迷走神经，导致支气管痉挛。老宋的哮喘总也控制不好，甚至还会出现急性发作的情况，可能就是由于一直没有重视阻塞性睡眠呼吸暂停低通气综合征这个问题。

阻塞性睡眠呼吸暂停低通气综合征与哮喘之间的影响是双向的，且常形成恶性循环。合并阻塞性睡眠呼吸暂停低通气综合征会使哮喘患者的病情难以控制，而合并哮喘可使阻塞性睡眠呼吸暂停低通气综合征患者的缺氧问题加重，更容易继发冠心病等相关疾病。相关研究表明，与单纯哮喘患者的住院时间相比，合并阻塞性睡眠呼吸暂停低通气综合征患者的住院时间可能延长 20%，住院费用可能增加 25%。阻塞性睡眠呼吸暂停低通气综合征与哮喘可能会引起相似的临床表现，如白天嗜睡、夜间喘息和呼吸急促等，使得患者不能得到合理的诊断和治疗，因此对日常存在打鼾、夜间憋醒情况的哮喘患者来说，明确是否合并阻塞性睡眠呼吸暂停低通气综合征具有重要意义。

揭秘人

陈其凤
中国人民解放军空军特色医学中心中医科医师

孙主任说

哮喘是呼吸科的常见病，但是鲜有人知道它与阻塞性睡眠呼吸暂停低通气综合征也有着千丝万缕的联系。如果患有哮喘的同时合并打鼾，尤其是伴有呼吸暂停、夜间憋醒的情况，就一定要小心了，在控制哮喘病情的同时，也要关注睡眠呼吸暂停的问题，否则两种疾病容易互相影响，形成恶性循环。

临床医生
揭秘离奇的睡眠故事

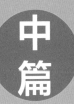

中篇

睡不着与睡不醒

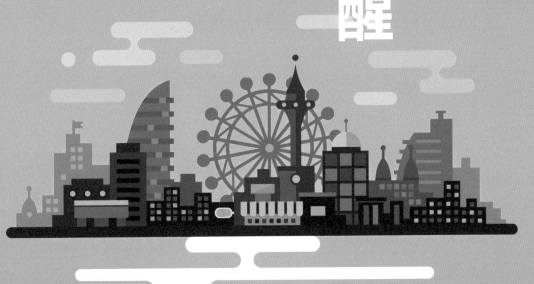

睡眠的好与坏公平又公正地属于你自己

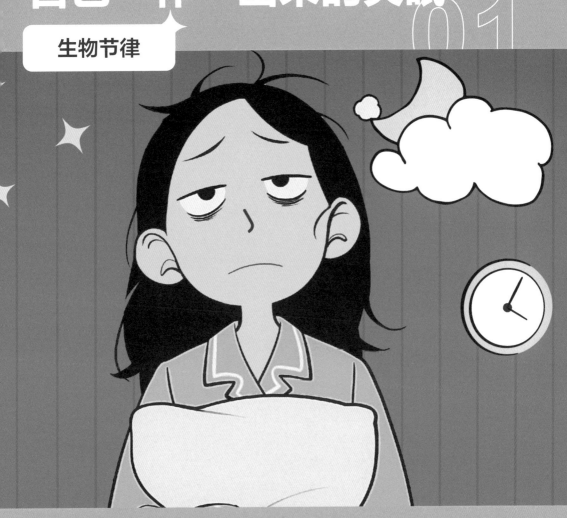

故事 ① 自己"作"出来的失眠

生物节律

01

　　刘女士今年45岁，过着一家三口的幸福生活，平日里没有什么烦心事，工作也非常高效，深得老板的赏识，最大的爱好就是晚上和小区里的姐妹们一起跳跳广场舞、遛遛弯儿、聊聊天儿，回家再看会儿电视，困了就睡觉。用刘女士自己的话说，她睡眠可好了，沾枕就着，睡得可香了。

　　刘女士平时喜欢关注养生类节目，看过的养生书也不少，经常和朋友一起探讨养生话题，分享养生心得。最近，和她关系不错的姐妹里有两个人生了重病，一个在家休养，一个住院2周仍不见好转。这两个人都是典型的"夜猫子"，经常熬夜，于是几位同龄的姐妹开始经常探讨"早睡早起"的话题，纷纷表示认识到了晚睡的危害和午睡的重要性。

　　渐渐地，刘女士也开始反思，自己虽然从不熬夜，但是每天睡觉时都快晚上11点了。因为刘女士早上9点上班，所以她经常睡到早上7点半才起床。刘女士没有午睡的习惯，中午一般都是和同事一起聊聊天、散散步或者自己看看书。刘女士之前没在意，两个姐妹生病后她开始觉得自己的这些习惯都不好，担心自己睡眠不足，这样下去健康会出问题。于是，刘女士开始强迫自己更改作息时间，午饭后找个没人的地方眯一觉，把晚上的活动也取消了，晚饭后看一会儿电视，晚上8点多就去洗漱，不到晚上9点就关灯躺在床上准备睡觉了。虽然不困，但是为了"健康"着想，刘女士强迫自己放空大脑去睡觉。她算了算，如果坚持这样的作息安排，自己每天能睡10小时左右，肯定是"达标"了，希望自己能坚持下去。

　　刚开始的几天，刘女士有点儿不适应，比如午睡后下午反而觉得昏昏沉沉的，晚上躺在床上辗转反侧，很久以后才能睡着，但她坚信这只是个过渡期，慢慢会好的。可是，过了一段时间，刘女士觉得自己入睡困难的问题越来越严重，睡眠质量也大不如前，非常容易醒，后半夜梦多，感觉整晚都睡不踏实，经常天没亮就醒了。另外，她觉得自己的精神状态也比以前差了，白天经常犯困或者犯迷糊，做事打不起精神，注意力不集中。

　　最近，刘女士的不适症状加重了，在白天会头痛，她认为可能是最近工作忙、压力大导致的。后来，刘女士把自己身体上的不适告诉了身边的姐妹，经过大家的分析，刘女士开始怀疑自己得了"神经衰弱"，这个"病"导致了"失眠"，于是她赶快到附近的医院就诊。

故事揭秘

睡眠专科医生在详细询问病情后告诉刘女士，她并不是真的"失眠"了，而是由于认知行为错误导致自身生物节律突然改变，影响了睡眠质量，暂时不需要进行任何药物治疗，但是要在医生的指导下完成一系列的认知行为治疗。刘女士听到不用吃药很是开心，但同时有点儿担忧，自己得了这么"重"的病，不吃药能治好吗？

接下来的一段时间，刘女士按照医生为她制订的治疗方案接受了治疗，并且按照医生的指导重新调整了自己的作息。果然如医生所说，很快她的"病情"就得到了明显的缓解，晚上睡得像以前一样好，白天的不适症状也都消失了，整个人的精神状态都好起来了。

专业解读

每个人的睡眠和觉醒都是受很多因素调控的，其中一个重要的因素就是"生物钟"，其中与睡眠直接相关的就是昼夜节律。自然情况下，白天的觉醒状态使人能够正常地工作、社交，进行各种活动；到了夜晚，随着光线的减弱和睡眠驱动力的增强，褪黑素等物质的释放增加，使人产生困意，自然进入睡眠状态，如此周而复始。

人的生物节律是相对稳定的，像刘女士这样的"晚睡型人"，已经适应了在晚上 11 点至早上 7 点睡觉，白天的精神状态非常好，没有任何不适，然而刘女士突然改变作息习惯，一下子把睡觉时间提前了两个多小时，不仅晚上的睡眠时间增加了，白天还增加了午睡时间，这样她每天的总卧床时间和睡眠时间都被强行增加了。另外，由于存在年龄差异等个体差异，每个人所需的睡眠时间是不同的，睡眠时间并不是越长越好。像刘女士这种情况，从表面上看睡眠时间变多了，但其实睡眠效率严重地降低了，睡眠质量也变差了。

刘女士出现的"失眠"症状，比如入睡困难、频繁觉醒、多梦、早醒，以及白天的各种不适，其实都是突然改变睡眠节律、打乱作息规律引起的，所以经过医生的认知行为矫正，她很快恢复了像以前一样的良好睡眠。

揭秘人

马 彦

哈佛大学医学院附属医院

孙主任说

　　评价睡眠质量好坏的一个重要标准就是白天是否能够精神饱满、愉悦地生活和工作。每个人都有自己的生物节律，它是基于多年生活方式形成的，要合理、健康地调整自己的生物节律，不要盲目改变它，这样才能获得一个健康的体魄。

故事②
职场新人薇薇的故事

非典型抑郁症

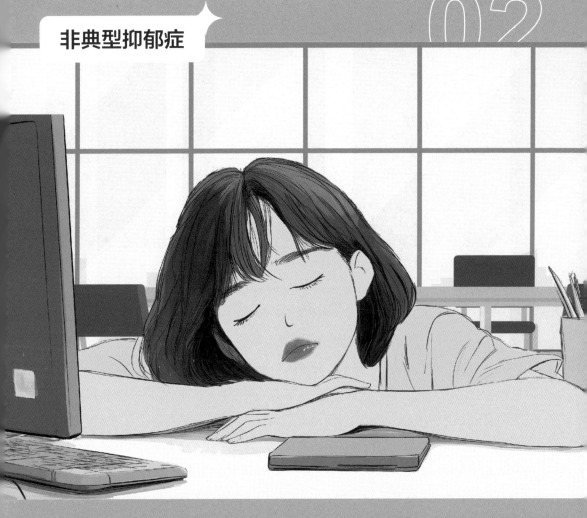

　　薇薇是一名年轻的职场新人，在一家快节奏的科技公司工作。半年前薇薇摔倒导致鼻外伤后，就开始出现在夜间打鼾的现象，但一直以来薇薇都是个乐观开朗的人，再加上病情轻微，所以一直没有重视打鼾的问题。不过近来，薇薇开始觉得自己情绪低落，与典型抑郁症不同的是，薇薇并没有明显的悲伤感，只是经常感到非常疲劳。慢慢地，薇薇发现自己对原本感兴趣的工作失去了兴趣，曾经喜欢的活动也变得索然无味。她常常夜间睡眠过度，但在白天仍然感到困倦，虽然有时食量会增加，但对食物并没有兴趣。与此同时，薇薇对别人的批评或负面评价变得非常敏感，总是过度反应，常常陷入自责和自我否定的情绪中，逐渐变得越来越孤独，不想与亲人、朋友交流，担心自己会成为他们的负担。

在工作中，薇薇变得非常消极，对于新的挑战缺乏信心，认为自己无法成功，她开始迟到、早退，并且经常在工作时间打瞌睡，在工作中频繁犯错。虽然周围人注意到了薇薇的变化，但她总是试图隐藏自己的情绪，对他人的帮助和关怀感到抵触。这天，薇薇在工作时间又趴在办公桌上睡着了，这已经是这个月第 5 次出现这个问题了。薇薇的上司和同事意识到她的身体健康可能出了问题，鼓励她寻求医生的帮助。

故事揭秘

薇薇来到医院寻求帮助，医生对她进行了以多导睡眠监测为主的一系列检查，最终给出的诊断为抑郁症、阻塞性睡眠呼吸暂停低通气综合征和鼻中隔偏曲，薇薇感到十分诧异，心想抑郁症患者不是一般会出现意志消沉吗，自己只是嗜睡、工作能力有所下降，怎么就被诊断为抑郁症了呢？原来，薇薇半年前受过一次外伤，致使鼻中隔偏曲，夜间开始出现打鼾的症状，但打鼾的症状没有引起薇薇的重视。后来，薇薇在夜间睡眠期间发生了阻塞性睡眠呼吸暂停及低通气，导致了起床困难、日间嗜睡等现象。在此期间，薇薇食欲旺盛，体重明显增加，越来越不能承受工作中的压力，对他人的批评很敏感、很在意，并感到手臂异常沉重，好像灌了铅一样，沉重的感觉每天可持续数小时，这些都是非典型抑郁症的临床表现。

专业解读

　　抑郁症是一种常见的心境障碍，具有高患病率、高复发率、高自杀率、高致残率等特点，会给患者及其家庭造成极大负担。抑郁症临床表现的多样化决定了该病的高度异质性，该病临床分型的确定基于临床医生对患者临床表现与治疗应答关系的观察，其中约 18% 的患者属于非典型抑郁症，非典型抑郁症的发病年龄通常较小，女性发病率是男性发病率的 2 ～ 3 倍，多为慢性持续的过程。在美国精神医学学会出版的《精神障碍诊断与统计手册（第五版）》中，非典型抑郁症的定义为在抑郁发作或抑郁持续过程中，有如下显著的临床特点：

- ✦ 具有心境反应，比如对实际发生或潜在发生的积极事件所作出的心境开朗的反应。
- ✦ 具有以下情况中的 2 种以上：明显的体重增加或食欲增加；睡眠时间增加；灌铅样麻痹，主要体现在上肢和下肢；长时间拒绝处理人际关系，导致社会交往能力与工作能力明显受损。
- ✦ 在整个病程中不伴有心境恶劣。

　　如上所述，非典型抑郁症患者的临床表现主要是反向神经症状，通俗来讲，就是这类患者在好事来临时也会有正常的喜悦情绪，其他抑郁症患者可能会失眠，而非典型抑郁症患者连续睡十几个小时都没有问题。另外，这类患者常食欲旺盛，体重不断增加，却总会感觉没有力气，四肢沉沉的。尽管心境具有反应性，给人"病情尚不严重"的主观印象，但非典型抑郁并不是"轻度抑郁"的代名词，虽然非典型抑郁症患者的蒙哥马利－艾森贝格抑郁评定量表评分通常较低，但他们的发病年龄往往更早、发作时间往往更长、认可的抑郁症状往往更多，通常同时存在惊恐障碍、社交恐怖症和药物滥用的问题。另外，非典型抑郁患者的自杀观念和自杀企图更为强烈，其比例高于抑郁症患者平均数值的 15.6%，这类患者自我感知到的痛苦更多，且具有慢性化倾向，病程迁延率约为 79%，显著高于其他抑郁症亚型。因为非典型抑郁症与一般的抑郁症类型不太一样，常常会"瞒天过海"，让人注意不到，所以患者的病情往往更加严重。

　　阻塞性睡眠呼吸暂停低通气综合征是睡眠呼吸障碍最常见的亚型，越来越多的证据显示，阻塞性睡眠呼吸暂停低通气综合征与精神疾病，尤其是抑郁症之间存在显著联系，阻塞性睡眠呼吸暂停低通气综合征与抑郁症的临床表现有部分重叠，如白天易疲劳、认知功能下降、情绪低落等。有研究发现，我国阻塞性睡眠呼吸暂停低通气综合征人群中伴发抑郁症的概率为 47% ～ 56%。目前，阻塞性睡眠呼吸暂停低通气综合征导致抑郁症的机制尚不明确，可能与快速眼动睡眠期缩短、慢波睡眠减少，导致去甲肾上腺素能神经元、5- 羟色胺能神经元等神经递质代谢异常有关。阻塞性睡眠呼吸暂停低通气综合征能增加抑郁症的发病率，且阻塞性睡眠呼吸暂停低通气综合征病情越重，越容易导致抑郁症，及早地发现和治疗阻塞性睡眠呼吸暂停低通气综合征，可有效预防抑郁症的发生。后来，薇薇接受了医生的建议，通过手术修复了偏曲的鼻中隔，并配合药物治疗。同时，医生也鼓励薇薇多参加集体活动，保持每天适量运动，在情绪低落的时候听一听轻音乐。治疗 4 周后，薇薇的症状得到了明显的改善。

揭秘人

邵文叶

北京中医药大学硕士

浙江中医药大学博士

孙主任说

　　睡眠问题与非典型抑郁症之间的关系较为复杂，一方面，睡眠障碍可能是非典型抑郁症的临床表现之一；另一方面，长期的睡眠障碍会影响患者的情绪和心理，从而加重非典型抑郁症的症状。临床上，医生会同时关注患者的睡眠问题和非典型抑郁症病情，综合考虑患者的整体状况确定治疗方案，治疗方式包括手术治疗、药物治疗、心理治疗和生活方式改善等。因此，如果您或您身边的人同时出现睡眠和情绪问题，建议及时咨询专业医生，以获得正确的诊断和治疗。

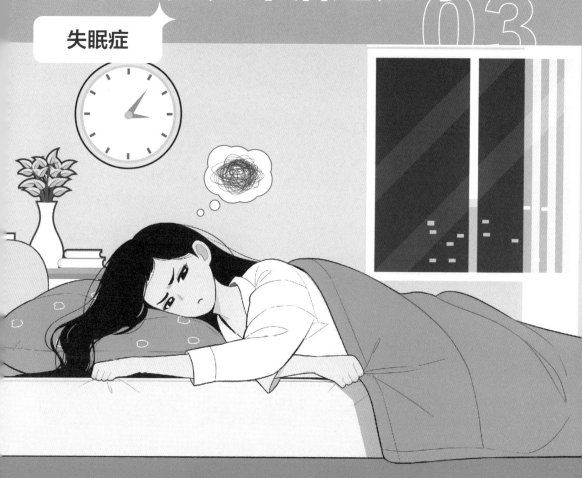

故事 ③
睡不好觉是不治之症吗

失眠症

　　小周从小就与婴儿般的睡眠无缘。自上高中起，一向是乖乖女的小周每逢比较重大的考试就会复习到深夜，但每次复习完都会彻夜难眠。因为小周的奶奶、伯父都有严重的失眠，经多方医治都没有效果，所以爸妈认为小周失眠是遗传造成的，并没有在意。后来，小周实在睡不着时就吃一片安眠药，但实际上效果并不显著。小周就这样坚持着，直到大学后失眠才得以改善。可是好景不长，小周学的是医学专业，自从进入临床实习，没日没夜的加班、急诊工作让她的睡眠又变得一塌糊涂。很快，小周白里透红的肤色变得蜡黄，但她只能无奈地安慰自己凑合着坚持吧。

随着工作越来越忙，小周的睡眠问题也越来越严重，虽然还是可以入睡的，但是夜里会醒无数次，即便睡着了，早上起床后也觉得没有睡好，甚至比没睡还累。还好小周天生是乐天派，白天能照常精神抖擞，工作起来很投入，不怎么觉得疲倦。

在 2011 年国庆节前的一个周日，剧烈的头痛将小周从难得的午睡中唤醒。小周吃了超过平时一倍用量①的布洛芬缓释胶囊，头痛不但没有缓解，反而越来越严重，难以忍受，而且开始恶心欲呕。身为医生的小周知道情况不妙，赶紧量血压，发现血压超高，于是赶紧在年迈的母亲和年幼的儿子的陪同下向医院的急诊室赶去。

刚到急诊室门口，剧烈的喷射性呕吐就接踵而来，小周感觉自己的头痛更严重了，脑袋就像快要裂开了一样。急诊医生发现小周的血压更高了，输液降压效果不好，于是赶紧安排小周做急诊 CT 排除脑出血。已经无法行走的小周躺在病床上，看着在身边守候着的老母亲焦急万分，年幼的儿子满脸惊恐，心里难受到了极点，可是她没办法安慰他们。无助的感觉一次又一次袭来，病痛的折磨让小周暗暗做好了最坏的打算，甚至忍不住想如何写遗嘱……

故事揭秘

医生根据小周的 CT 结果暂时排除了脑出血的可能，但这并不意味着"警报"解除了，因为少量的脑出血在刚发病时是无法通过 CT 检查出来的。输液降压仍然不起

————————————

① 切勿超量服用药物，请遵医嘱用药。

作用，小周的血压一直居高不下。小周一直处于剧烈头痛和呕吐的状态，那种痛苦、濒死感让她感觉自己每分每秒都备受煎熬。小周感觉那一夜特别漫长，她不知道自己是如何度过的……

医生判断小周的头痛、呕吐有可能是由突发高血压引起的，将她从急诊科转到了心内科。小周在心内科做了各种检查，但未能查清高血压的病因，于是心内科的医生又将她转到了内分泌科，医生对小周进行了全面、详细的检查，还安排了专家会诊，仍未能明确突发高血压的原因。无奈之下，小周只好先出院了。

有了这次经历，小周觉得解决失眠问题已经刻不容缓了。作为一名医生，小周觉得这一切都是身体在发出警告，长期熬夜、睡眠不好、过劳、压力大、饮食不规律、饮食不节等，都可能是突发高血压的诱因。身为医生，首先要维护自己的身体健康，否则如何医治患者呢？所以，小周下定决心必须把睡眠调整好。

小周好不容易挂上了知名睡眠专家的号，满怀希望前去就诊。小周被诊断为"家族遗传性特发性睡眠障碍"，简单来说就是导致失眠的原因不明。对于这个结果，小周稍感失望，但她还是不折不扣地遵医嘱吃医生开的镇静催眠药、抗焦虑药、抗抑郁药，刚开始时药物似乎能够让她睡得好一点儿，可白天工作时没有了往日的精神抖擞，变得困倦无力。很快，这些药物对小周就完全不起作用了，不但夜间的睡眠问题没有改善，白天的困倦反而让她更加难受，于是小周停止了药物治疗，开始自己调节生活方式，无论如何不再熬夜，不再像从前那样拼命工作，注意劳逸结合。坚持了一段时间后，小周的睡眠虽比以前好了些，但仍不够理想。

一个偶然的机会，小周找到了一位中医，经过与这位医生的深入交流，从不接受中医的她动摇了，思索再三决定接受中医"三分治，七分养"的全套治疗方案，进一步按照中医养生之道调整生活方式，注意保持健康的饮食和生活习惯。不久后，小周明显感觉自己的睡眠得到了显著改善，不仅如此，还逐一告别了困扰自己多年的头痛、口腔溃疡、牙痛、肩周炎、脂肪肝、高脂血症、皮肤过敏等问题，肤色、形体、精气神都焕然一新！

小周的故事告诉我们，睡不好觉并非不治之症。想要告别疾病，最重要的一点就是要始终心怀希望。只要心中有希望之光，就有机会找到解决之道。解决失眠要从重新、正确认识它的重要性开始，自己才是维护自身健康的第一责任人！

专业解读

拥有良好的睡眠对人体健康起着至关重要的作用，无论是有数千年悠久历史的中医经典《黄帝内经》，还是近年来的西医科研结果，都认为不良睡眠是导致各种慢性病、疑难病的重要病因。世界卫生组织发布的健康公式中，生活方式占 60%，其中非常关键的因素之一就是睡眠。

要想保证良好的睡眠，必须拥有整体观。想要做到身心健康，具体说来需要做到如下 3 个方面：

◆ 养成良好的睡眠习惯：早起早睡，做好睡前准备——早吃、少吃晚饭，睡前不吃喝、不剧烈运动，让自己心平气和。

◆ 养成良好的饮食习惯：少食或忌食肥甘厚腻、生冷寒凉之物。

◆ 保持良好的心态：多想己之过，多想已得到，多想勤付出。这是最重要的一条，能做到这一条的话，上面两条就不难做到。

睡眠、饮食、心态三个健康要素互根互用，对健康来说缺一不可。不良的饮食和心态会明显影响睡眠，同样，不良的睡眠也会影响饮食和心态，一旦三要素之间形成了恶性循环，睡眠一定会越来越糟糕。

在上述三要素中，首先需要做到的是养成良好的睡眠习惯，也就是说要养成良好的作息习惯，其中相对比较容易做到的就是早起早睡，尤其是早起。中医经典《素问·四气调神大论》对什么时候该睡觉、什么时候该起床已有清楚的认识，即春天、夏天"夜卧早起"，秋天"早卧早起"，冬天"早卧晚起"。人的一天如同大自然的四季一样，也可分为"春夏秋冬"。早上 3 ～ 9 点是人一天中的"春天"，所谓"春生"，就是到了"春天"需要将自己的身体及时唤醒，将自己体内的正气生发出来，积极调动自己的正能量，为接下来的"三季"开个好头，只有开头做好了，接下来的"三季"才能够顺顺利利。晚上 9 点至凌晨 3 点是人一天中的"冬天"，所谓"冬藏"，就是"冬天"来了，需要将自己藏起来，在这个睡觉的黄金时间睡好觉，好好养精蓄锐，为第二天愉快、健康的生活做好准备。

简单来说，如同必须在春天刚到之时就播撒种子一样，起床也应该在一天中的"春天"刚到的时候完成。其实，早起的合理时间为早上 3 ～ 5 点，但现代人的作息规律已经与古时候人们日出而作、日落而息的生活规律有了很大差异，所以我们要根据实际情况适当调整，找出适合自己的作息规律。一般来说，天气冷时可以相对起得晚一些，天气热时可以相对起得早一些。对于体弱多病者，早起最迟也不宜超过早上 7 点。晚上最好在一天当中的"冬天"刚开始时就睡觉，也就是晚上 9 ～ 11 点。天气冷时可以相对睡得早一些，即在晚上 9 点左右就睡；天气热时可以相对睡得晚一些，但也不宜超过晚上 11 点。

形成良好的作息规律是健康睡眠的基石，尤其是早起，只要有信心、决心、恒心，就一定可以做到的。良好的睡眠，从早起开始——这是小周，也是不少耳鸣、耳聋、眩晕伴严重睡眠障碍患者改善睡眠的秘诀。越是睡不着、没睡好，越要坚持早起，慢慢地早睡便会变得越来越容易，睡眠质量也会逐渐提升。

昼夜节律也被称为"睡眠觉醒周期"，现代科学研究证实违背昼夜节律会影响睡眠模式。每个人都有一个内在的"主时钟"控制褪黑素（一种让人昏昏欲睡的激素，分泌率与环境光照量呈负相关，在黑暗中达到峰值以促进睡眠，在光照下下降以使人清醒）的产生，白天暴露在阳光下时"主时钟"的警觉性会提高，到了晚上，"主时钟"会促进褪黑素的产生，帮助我们入睡和保持睡眠状态。这就是为什么人在天黑的时候去睡觉，在天亮的时候醒来是最理想的生活状态。

形成良好的作息规律是健康睡眠的基础，但这还不够，我们还需要切实做好如下睡前准备：

✦ 尽量早吃晚饭，别吃得太多，别吃不容易消化的肥甘厚腻的食物。睡前 4 小时无特殊情况不宜吃喝（包括喝牛奶、喝水、吃水果等），否则不利于睡好觉。

✦ 吃过晚饭后身心都需要足够放松。不宜剧烈运动，不宜大喜大悲，不要想会给自己带来压力的事情，让自己身心皆静是最好的睡前准备。虽然有研究表明足够量的中高强度运动可以改善睡眠质量、预防失眠，但是在深夜进行中高强度运动可能会降低褪黑素水平，甚至可能会推迟第二天晚上褪黑素的释放。

✦ 一上床就关灯睡觉，不做其他任何事情，如玩手机、看电视剧、看书等，让自己形成一上床就睡觉的条件反射有助于入睡。

饮食对睡眠的影响特别值得我们注意。"胃不和则卧不安"，不仅如何吃晚饭会影响睡眠，如何吃早饭、午饭也会影响睡眠。要想远离睡不好的痛苦，必须管住嘴，树立健康的饮食观。我们应当充分发扬我国的"主食文化"，以吃白米饭和面食为主，多吃主食、少吃菜，尽量少吃肥甘厚腻、生冷寒凉的食物，吃得越简单、朴素，睡得越好。相关研究结果表明，摄取较多高碳水化合物食物和含有色氨酸、褪黑素、植物营养素（如樱桃等）的食物能改善睡眠；摄取过多加工食品（如富含游离糖的食品等）会让睡眠变差；摄取的蛋白质过多或过少对睡眠均有影响，蛋白质供能低于总能量的 16% 会引起入睡困难，也会让睡眠质量变差，而蛋白质供能高于总能量的 19% 则会使人难以维持睡眠状态。

睡不好觉并不是不治之症，只要具备足够的信心、耐心、恒心、决心，按照上述方法去做，就不难发现改善睡眠没有那么难。希望饱受失眠折磨的人们都能尽快远离失眠之苦，享受婴儿般的睡眠。愿天下人皆拥有健康睡眠，远离病痛，走近健康！

揭秘人

郑 芸

四川大学华西医院耳鼻喉科耳鸣耳聋眩晕中西医结合防治中心创始人、
教授、博士生导师

费樱平

四川大学华西医院耳鼻喉科主治医师，医学博士

孙主任说

睡眠的好与坏关乎每个人是否健康、生活和工作是否顺利，任何人都无法逃避这个问题，医生也不例外。正确认识睡眠、建立睡眠卫生意识对我们的良好生活和工作都至关重要。

现实版"睡美人"

克莱恩－莱文综合征

04

小滨出生在山西大同的农村，从小就备受父母和姐姐的疼爱。他是个聪明、活泼、外向的孩子，经常和小朋友一起在田间玩到月上枝头，在班里也属于性格开朗、人缘好的学生，唯一的毛病就是不喜欢吃蔬菜，喜欢吃火腿肠、干脆面这类小零食。

小滨一家的生活一直是安宁而惬意的，谁想到一次意外彻底打破了一家人平静的生活。9岁那年的一个下午，小滨和几个小朋友在田间小路上玩耍，嬉闹间小滨跑向了路中间，没注意到远处疾驰而来的拖拉机。驾驶员被突然冲出的孩子惊出了一身冷汗，紧急刹车才避免了事故的发生。尽管小滨没有被车撞倒，但是在极度惊恐中摔倒了，在田间干活的父母也看到了这惊险的一幕，急急奔过来，看到孩子没有摔伤，悬着的心才稍稍放下了一些。小滨好像是被吓坏了，不说话，回家后也没怎么吃东西，然后就开始昏睡。父母以为孩子受了惊，休息一下就缓过来了，可第二天小滨像丢了魂似的，昏昏沉沉地在床上睡了一整天，即使醒着也像打蔫儿的茄子，浑身无力，不愿下地走，连大小便也得由家长扶着去，而且一整天都不想吃东西，平时最喜欢的零食现在连看都不看一眼，也不愿意和人说话，更没办法回忆起前一天发生的事。就这样，父母陪着小滨熬了五天，到了第六天凌晨四五点，小滨像是被"解穴"了一般，突然就恢复正常了，而且对自己这几天的情况一点儿印象都没有。父母又喜又忧，喜的是宝贝儿子终于闯过了鬼门关，忧的是不知道孩子以后是否还会出现类似的情况。

　　令人担心的事情终究还是发生了，此后类似的情况每年都会出现两三次，多数情况下是在白天开始发作，而且细心的父母发现小滨每次发作前似乎都有预感，比如有眼发直、头痛、胸口痛等表现时可能就是要发病了，还能在发病初期自己回家卧床，更令人难以置信的是，一向说方言的孩子发病时居然会说一口标准的普通话，有一次还喊道"有'鬼'来抓我了！"发病期间，小滨的交流、活动、进食明显减少，每次发作都要持续10多天，然后在某个凌晨突然清醒过来。他的种种怪异行为引得乡邻议论纷纷。

　　父母眼瞅着孩子一天天长大，这种情况非但没有减少的趋势，反而发生得更频繁、持续时间更长了，心里真是焦急万分。反复发病不仅影响了小滨的学业，而且给步入青春期的孩子留下了心理阴影，于是夫妻俩商量了一下，咬牙带孩子踏上了寻医问药之路。在辗转多家医院，进行头颅影像学、血液学、代谢等全面检查后，医生发现小滨除了身体略瘦弱些，并没有患器质性疾病，诊断一度陷入了僵局。

故事揭秘

直到小滨再次出现症状，在睡眠医学科进行了细致的问诊，连续多天住院观察，完善了多导睡眠监测，医生才找到了线索。原来，此次发作的前一天晚上，小滨因为贪玩未完成作业，所以嘱咐妈妈次日早点儿叫他起床补作业。按约定，妈妈早上 5 点叫了小滨起床，7 点左右小滨开始出现眼发直的症状并卧床睡觉，于是家长连忙带孩子赶往医院，路上孩子一直处于迷迷糊糊的睡眠状态，基本上未进食。晚上 9 点到医院后，小滨只有受到较明显刺激时才会偶尔睁眼，而且目光较呆滞，表情淡漠，当他被要求回答问题或做某个动作时易哭泣，刺激停止半分钟左右他就会再次入睡。进行多导睡眠监测时，小滨在多名医技人员安置电极的过程中依旧保持"冷淡"，甚至反复入睡，以至于无法完成生物定标。次日早上 7 点左右小滨醒来，对医护人员的问话无理解障碍，时间定向、空间定向、短时记忆基本正常，不愿交谈、不愿活动、不下地行走，上午间断睡眠，醒后易哭泣，目光呆滞。医技人员温柔地问小滨有没有不舒服的感觉，他直直地看着医技人员，慢慢伸手抚摸着她的长发说"你长得好漂亮啊，你嫁给我好吗"，但面部表情依旧淡漠。在打开电视、反复交谈等较强刺激下，小滨从表面上看是清醒的，就是有些烦躁，时不时出现表演性哭泣，哭着哭着又会突然停下，然后开始发呆。这样的情形持续了 1 周后，一天上午小滨突然主动下床行走，时不时地努嘴，挤眉弄眼，说一些让人无法理解的语句，有时两个胳膊会在胸前不自主活动。他也会主动与人交谈，但言语、行为与平日里的个性不符，缺少基本的礼仪和羞耻感，还出现了背古诗时过度抑扬顿挫，当着众人的面整理裤子并声称要大便，说要带媳妇回家，玩弄医护人员的胸牌等异常行为。家长反映小滨在家中发病时无此类表现，因此医生考虑这可能与小滨住院后接受了较多外界刺激有关。

小滨到底是怎么了？原来他患上了克莱恩 – 莱文综合征（Kleine-Levin syndrome），这是一种罕见的睡眠障碍。

专业解读

1925 年，精神病学家威利·克莱恩（Willi Kleine）首次记录了复发性嗜睡、行为障碍（暴食和无节制的性冲动）及精神障碍这组症状。1936年，精神病学家马克斯·莱文（Max Levin）建议将这组症状命名为"周期性嗜睡–病态饥饿综合征"。1942年，该组症状被重新命名为克莱恩–莱文综合征。由于克莱恩–莱文综合征患者反复出现嗜睡，因此该病有个别名叫"睡美人病"。1990年，克莱恩–莱文综合征被列入《国际睡眠障碍分类》，第三版中将其归于中枢性嗜睡范畴，诊断标准如下（必须全部满足）：

✦ 过度嗜睡反复发作，至少出现 2 次，每次持续 2 天至 5 周。

✦ 通常每年发作 ≥ 1 次，或至少每 18 个月一次。

✦ 在发作间期，患者的警觉性、认知功能、行为和情绪正常。

✦ 在发作期，患者至少出现下列症状中的 1 项：认知功能障碍；感知改变；饮食异常（厌食或贪食）；无节制行为（如性欲亢进等）。

✦ 嗜睡和相关症状不能用其他睡眠疾病、神经病变、精神病（特别是双相障碍）、毒品滥用或药物滥用等解释。

克莱恩–莱文综合征的核心特征是反复发作的严重嗜睡，伴认知、精神和行为异常。一次典型的发作期持续 13 天左右，少数可持续几周至几个月，平均每 3 个月发作一次，发作期每日睡眠时间为 16 ～ 20 小时，仅在需要进食和大小便时醒来。小滨的症状与这些特点很吻合。发作期患者能被唤醒，但如果强迫其保持清醒，会使患者易激惹，这也是尽管睡眠监测为无创检查，医护人员都很热情，小滨仍旧容易反复哭泣的原因。

克莱恩–莱文综合征发作期清醒阶段的临床表现也很有特点，几乎所有患者都表现为淡漠、疲惫、迷糊，以及讲话、应答迟钝，小滨每次发作时即使"醒着"也目光呆滞，不愿与亲人、朋友交流，"赖在床上"不愿活动，对游戏都没兴趣，而且几乎所有患者对周围环境的感知都会出现改变，即出现不真实感，感觉自己像在做梦一样，被罩在泡泡里，有身体与思维分离的不真实感，有异常、虚幻的视觉、听觉、触觉、味觉、温度觉、痛觉，比如根据相关文献报道，一位 30 岁的患者曾有这样的描述："冲澡对我来说是一种可怕的体验，因为我能看见水流过身体，却感觉不到水的流动，也感觉不到水的温度。"患者还可能出现饮食异常，1/3 的患者可出现厌食，故事中小滨在发作期即有食量明显减少的表现。有些患者在独处和遇到陌生人时会出现性欲亢进（半数左右，主要是男性）、幼稚、抑郁（主要是女性）、焦虑的表现，1/3 的患者会产生幻觉和妄想，比如 13 岁的小滨在发病期间就有抚摸医技人员头发的行为，并曾说出"你长得好漂亮啊，你嫁给我好吗"等与实际年龄、性格不相符的话，还曾说"有'鬼'来抓我"。此外，个别患者在发作期会出现无节制行为，小滨住院时就曾出现类似的行为，比如在众人面前表演背诵古诗、整理衣裤、玩弄医护人员的胸牌等。

健忘、短暂的烦躁不安或伴有失眠的情绪高涨可能是克莱恩 – 莱文综合征一次发作即将结束的信号，小滨每次发病都是在出现戏剧性的情绪高涨后突然好转，让人讶异的是患者在该病的发作间期睡眠、认知、情绪和进食均正常。

克莱恩 – 莱文综合征很罕见，每 100 万人中只有 3 ～ 4 人患有该病，其病因尚不清楚，遗传因素可能影响该病的发病，8% 的患者有该病的家族史，炎症或自身免疫性因素可能增加罹患该病的风险。迄今为止，各类文献大概报道了来自各国的 500 份病例，大部分患者为青年男性，男女人数比为（2 ～ 3）∶1，80% 的患者 13 ～ 19 岁起病，10% 左右 13 岁前起病，首次发作通常有较明显的诱因，最常见的是感染，占比高达 75%（其中 25% 为有发热症状的急性上呼吸道感染），其他诱因包括饮酒、睡眠剥夺、精神压力过大、身体疲劳、旅行、颅脑外伤、滥用毒品等。基于患者脑脊液中下丘脑分泌素 –1 的可复性变化，推测病变可能累及下丘脑。从小滨的情况来看，首次发作前并没有上呼吸道感染的迹象，但是受到过惊吓，尽管小滨摔倒后父母并没有发现他有明显的皮肤破损，但鉴于时间久远和家属对医学知识的掌握有限，也不能完全除外颅脑损伤。

克莱恩 – 莱文综合征在临床上较为罕见，这在一定程度上限制了我们对该病的深入研究，目前对该病尚无有效的规范化治疗方案。有研究表明，长时发作者（每次 > 30 天）在发作期静脉注射激素可缩短发作持续时间，频繁发作者（> 4 次 / 年）使用锂剂可减少发作频次，兴奋性药物能缓解发作期的嗜睡症状，但是对认知行为及发作时长无明显改善。值得庆幸的是，长期研究显示该病的发展趋势倾向于良性，患者在 30 岁后发病频次通常会逐渐减少，症状逐渐减轻，直至消失。但是，男性、发病年龄小于 12 岁或超过 20 岁的患者若在发作时出现性欲亢进，往往预示其病程更长，这提示我们仍需坚持长期随访。当然，我们希望能尽早破解"魔咒"，找到"吻醒""睡美人"的"白马王子"。现在，小滨已经 20 岁了，随访得知他现在发作的频次明显减少了，有时一年多才发作一次，已经开始打工挣钱了，父母对小滨的情况非常满意。

其实，进行一些简单、科学的日常管理即可使克莱恩－莱文综合征患者及其家庭获益。考虑到患者在发作期会有一些尴尬行为，加之有安全问题，让患者在熟悉的环境中生活、由家属照料而非住院可能是更好的选择。不要反复试图唤醒或刺激患者，因为这样做不仅无效，而且会使患者更痛苦。发作期患者严禁进行驾车等可能发生意外的活动，家属应关注患者的饮食是否充足（特别是食欲下降者）或过多（特别是食欲增大者），保证患者每日至少小便1次（特别是尿潴留者），警惕患者可能出现的自杀或过激行为。患者在发作间期应规律作息，避免睡眠剥夺（睡眠剥夺是重要诱因），避免饮酒，预防病毒或细菌感染等。

揭秘人

崔 丽

中国人民解放军空军特色医学中心睡眠医学科主任医师、硕士生导师

孙主任说

如果一个孩子从爱生活、爱学习、健康向上的状态，突然转变为贪吃贪睡，这不一定意味着他不求上进了，这种变化也可能是由身体内部的变化，甚至是健康问题造成的。奇特的睡眠疾病往往会使人做出不可思议的行为，包括严重的不礼貌行为、对异性的异常表达等。出现这些问题时，我们不应轻易地认为是孩子的道德品质出了问题，而应考虑到可能是罕见的睡眠疾病正在危害他的健康、折磨他的身心。因此，家长和老师应多关注孩子的身心健康，并在关键时刻带他们及时就医。

故事 ⑤
被冤枉的内贼

发作性睡病

05

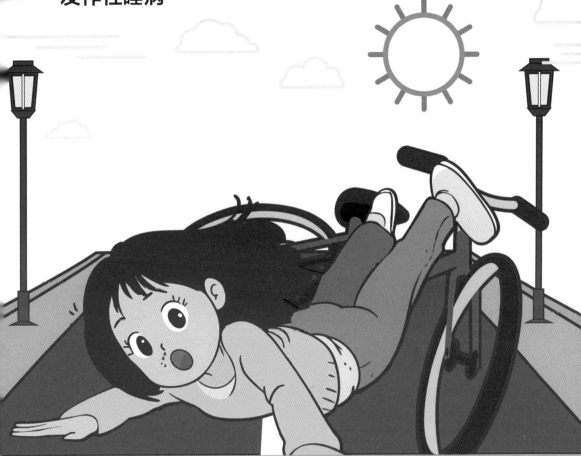

　　小雪今天下班早，于是与老公两个人决定骑自行车去超市买东西。路上老公给小雪讲了个笑话，她正哈哈大笑时，突然就觉得浑身瘫软，像没有了骨头一样，无法支配自己的身体，更控制不了自行车，接着径直从车上掉了下来，正好栽在马路牙子上，鼻子被磕破了一大块，出血很严重。

老公赶快打120把小雪送到了急诊室进行止血治疗。

在医生的追问下，小雪回忆起早上起床后有时也会有身体不受支配的情况发生，无法移动自己的身体，也不能说话。这样的问题已经存在很久了，第一次发生时小雪觉得很恐怖，因为人是清醒的身体却不能动，但是过一会儿症状就消失了，所以她没觉得自己的情况已经严重到要去看医生。

另外，小雪说自己最近两年特别能睡觉，会在白天突然间出现无法抗拒的睡意，有时候正走着路突然就特别困，甚至走着走着就睡着了，前不久还因为爱睡觉赔了一大笔钱。小雪说自己是一名会计，一次她像往常一样去把公司的钱存到银行，可是怀揣着十万元现金的她居然在开往银行的公交车上睡着了，醒后发现钱丢了，真是又心急又害怕，但又想不出别的解决方法，只能回公司如实交代。老板不相信她只坐3站公交车还能睡着了，同事也都不相信她，甚至有人在背后议论她是跟别人串通好了偷公司的钱。可是，她当时真的是睡着了，最后没办法，只能自己把丢了的10万元钱垫上，才勉强保住了工作。即便如此，还是有人在背后指指点点，说她是公司的内贼。

小雪的老公也说，最近还发生了一件奇怪的事情。有一天晚上，他刚要睡着的时候，小雪突然使劲用胳膊肘顶他，焦急地说："快穿好衣服，我妈来了，快去开门。"他当时迷迷糊糊地就开始穿衣服，还想着这么晚了丈母娘来干什么，穿好衣服后去开门，结果门外漆黑一片，空空的什么人都没有。他关上门回到卧室跟小雪说门外没人，但小雪就是不相信，非常肯定地说她听见有人敲门了，还听见她妈妈说让他们开门，于是她穿好衣服走到门口，打开门，看了看确实没有人，叫了两声"妈"也没人应。老公宽慰小雪说："你可能是梦见你妈妈过来了，是想你妈妈了吧，明天就去看看她吧。"类似的事后来又发生过两次，都是在晚上睡觉的时候发生的。老公想带小雪去看心理医生，但是她一直很忌讳去心理科就诊。

小雪说，她其实还听到过别的声音，不只是敲门声。有时晚上睡觉时，她会听到有人在她耳边轻声呼唤着她的名字，但那个声音不是老公发出来的，每当这时，她都需要使劲睁开眼睛，然后打开灯。可是，房间里什么都没有，只有老公在身边。有几次小雪把老公推醒，问他有没有听见什么声音，老公总是说什么都没听见，而且经常被她疑神疑鬼的样子吓到。

故事揭秘

经诊断，小雪其实是患上了发作性睡病，该病一般见于相对年轻（10 ～ 30 岁）的人群，70% ～ 80% 病例的首次症状出现于 25 岁之前，只有 5% 病例的首次症状出现于 50 岁之后。

发作性睡病的主要临床表现为四联症，具体如下。

1. 白天过度嗜睡

白天过度嗜睡是指在白天不分地点和场合、时间和环境，不受姿势影响的难以控制的多睡、昏睡，呼之可醒，醒后又睡的病症，不能通过补充睡眠缓解。故事中的小雪在白天就特别爱睡觉，连走路的时候都能睡着，还因为坐公交车时睡着了把公司的钱弄丢了，这些都是白天过度嗜睡的表现。

2. 猝倒

猝倒是该病的特征性表现，往往为强烈情感刺激所诱发，表现为肌张力突然消失，不伴有意识改变，大笑是最常见的诱因，生气、发怒或进行体育活动等也可以诱发猝倒。故事中小雪从自行车上摔下来就是由大笑引发肌张力突然消失造成的。

猝倒的严重程度不等，轻者出现以闭目为主的轻度面肌无力、言语含糊及颌下垂，重者会因保持体位的肌张力丧失而摔倒。肌张力并不总是瞬时丧失的，它可能会在几分钟内逐渐减低，直至丧失。猝倒发作的持续时间一般约为 1 分钟，但在某些特殊情况下症状可持续约 20 分钟。患者在猝倒发作时意识是存在的，患者可进入睡眠期并在发作期间做梦，或者在此期间出现幻觉。不同发作性睡病患者猝倒事件发生的频率差异很大。一般来说，猝倒症状严重的患者发作性睡病的发作频率也较高，并且猝倒事件会对患者造成较大影响。当然，有一些发作性睡病患者没有明显的猝倒表现，不需要进行特殊治疗。

3. 睡眠幻觉

发作性睡病患者的睡眠幻觉往往都很荒诞，比如听见有人敲门，有人在耳边叫自己的名字等，这些幻觉会让患者感到恐惧。故事中小雪出现的睡眠幻觉主要集中在听觉问题上，当然睡眠幻觉也可以表现为视觉上的问题等。曾有一个患者诉说在晚上睡觉的时候总会看到有一个陌生人站在自己的床边，而且每次都会拽自己的胳膊，但是屋里很黑，所以看不清他长什么样，还有一个患者说睡觉的时候看见一条长长的、黑色的蛇从自己的被窝里窜出，慢慢地朝自己的脸爬过来……每当他们出现这些幻觉时，都会挣扎着让自己清醒过来，清醒后这些幻觉就消失了。

4.睡瘫

睡瘫是发作性睡病的另外一个特征性表现，表现为睡眠刚开始或睡眠结束后持续数秒或数分钟不能活动，这种现象通常可因轻微刺激终止，少数患者在清醒且努力挣扎后，睡瘫症状仍可持续数分钟。发作性睡病患者发生猝倒时也可伴有睡瘫现象。睡瘫现象也可见于其他睡眠疾病患者或少数普通人群，睡眠剥夺、睡眠时间变化及睡眠节律被扰乱等可导致睡瘫现象的发生。睡瘫发作时，患者的膈肌功能不受影响，所以能保持充足的通气，但有些患者还是会感觉到呼吸困难。由于睡瘫发作时患者不能动弹，也不能说话，因此通常会感到十分恐惧。

大约70%的发作性睡病患者会出现猝倒现象，但仅有10%～15%的患者会同时出现四联症。猝倒病史是表明发作性睡病存在的强有力证据，猝倒是发作性睡病四联症中唯一可作为确诊证据的症状。临床上想要明确发作性睡病的诊断，需要对患者进行睡眠监测和多次睡眠潜伏期试验。多次睡眠潜伏期试验的具体操作为在试验前先排除由夜间睡眠不足引起的白天过度嗜睡，然后让患者躺在安静舒适的房间内，每隔2小时左右关一次灯，让患者试着睡15～20分钟，共进行5次，每次均需记录睡眠潜伏时间、快速眼动睡眠潜伏时间（睡眠潜伏时间是从关灯到入睡的时间，快速眼动睡眠潜伏时间是从入睡到第一次快速眼动睡眠出现的时间）及快速眼动睡眠出现的次数。

专业解读

发作性睡病是一种影响清醒和睡眠调节的慢性病，危害很大，可以理解为是一种"交界状态紊乱"。发作性睡病的治疗可以分为针对日间嗜睡的治疗及针对猝倒或入睡幻觉的治疗。针对日间嗜睡治疗时，首先要进行多导睡眠图评估，以确定日间嗜睡是否来自周期性肢体运动，睡眠呼吸暂停也可使日间嗜睡恶化。其次，必须尽可能使睡眠卫生及睡眠量达到最佳状态，固定的就寝时间与足够的睡眠时间是十分重要的，任何睡眠紊乱均可导致发作性睡病症状加重。有研究认为，小睡具有恢复性，日间嗜睡的患者或许可以从日间的定时小睡中获益。

许多兴奋性药物可改善发作性睡病的日间嗜睡症状，60% ～ 80% 的发作性睡病患者使用该类药物后可获得对日间嗜睡症状的充分控制。但是，使用兴奋性药物有一些潜在问题：第一，可能会出现耐药性，从而使所需药物剂量不断增加，并最终导致药物在最大剂量下仍无效，对一些患者可通过"药物休假"克服耐药性，即通过在一段时间内不用药使药物的有效性恢复，遗憾的是，重度嗜睡可能会在此阶段发生；第二，该类药物可能导致血压升高，尽管对血压正常的患者来说，该不良反应并不经常出现；第三，兴奋性药物的其他不良反应包括易焦躁、易激惹、头痛、食欲下降及失眠等，因此这些药物不应在睡前服用。

临床上可供医生选择的能提高清醒程度的非兴奋性药物主要有莫达非尼等，治疗猝倒的药物主要有普罗替林等。

揭秘人

樊 蕾

中国中医科学院广安门医院国际医疗部副主任医师、心理治疗师

哈佛人学医学院附属贝斯以色列女执事医疗中心访问学者

孙主任说

白天不可控制的嗜睡、猝倒、睡眠幻觉和睡瘫，往往出现在年轻人的身上，可能会给他们的生活和工作带来意想不到的损失和麻烦。我们不应一味地埋怨他们，或者认为这是性格问题，甚至认为这是品格问题。认识一个睡眠疾病，就可能避免对他人产生误解，我们要尽量帮助他们恢复身心健康。

故事 ⑥
夜间出现的"神秘眼睛"

发作性睡病

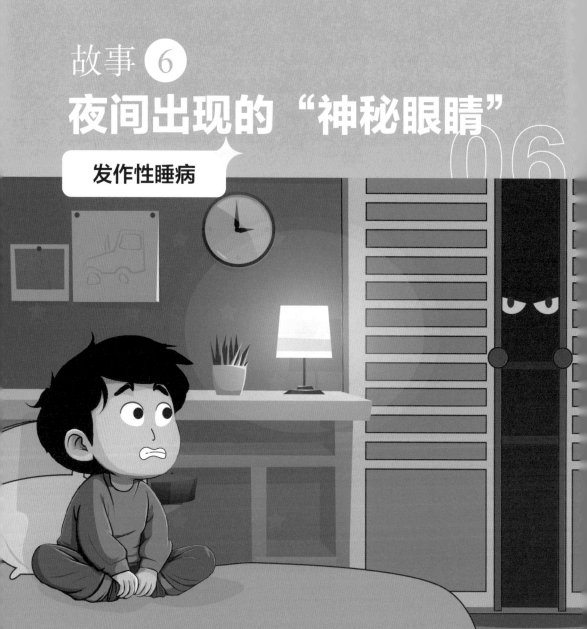

　　小明今年 25 岁，只上到初一就休学了，现在时不时在胡同里散散心、遛遛鸟，生活惬意。小明的父母老李夫妇从小对他呵护备至，不让别的孩子跟他玩闹，街坊邻居只知道他从小体弱，不能接触强烈的噪声，也不能受到一点儿刺激，大家都说小明在夜间能看见常人看不见的东西。

小明从小学毕业后便很少去邻居家做客，与胡同里的街坊也只是在见面时打声招呼。摆弄完门前的花花草草，给鸟儿投了食，他就回家宅着了。对于整个胡同的街坊邻居来说，他就是个神秘人。每当提及晓明，老李夫妇都含糊其辞，马上转移话题。

小明的人生转折点是上小学三年级那年的春天，那时小明连着好几个晚上翻来覆去怎么也睡不着，好不容易睡着了还总是做噩梦，白天控制不住地犯困、打瞌睡，学习成绩日趋下降。班主任频频向老李夫妇反映情况，老李夫妇的态度也从最初的督促、鼓励变成了批评，但小明只是说他控制不住自己的困倦感。自从小明上了初中后，这样的情况出现得越来越频繁，无论是在上课还是课间休息，他都可能突然睡着。有一次，老师叫小明起来回答问题，他刚答到一半就坐下睡着了；还有一次，体育老师正在示范广播体操的动作，小明突然就倒在前排同学的后背上睡着了。班主任陆续找小明谈了几次话，小明总是说困意一来自己就控制不住了。

有一次，就在上课铃响老师进入教室、同学们的欢笑声戛然而止的时候，小明突然瘫倒在地，额头撞到桌角后都流血了。老师与同学们赶快围过来询问小明的情况，小明回忆道："刚才我笑着笑着，突然膝盖发软就摔倒了。以前我也会时不时膝盖发软，但是不至于控制不住要摔倒，可能是刚才笑得太激动了，身体突然就使不上劲儿了。"后来的日子里，小明又陆陆续续摔倒了好几回，几乎每次都是在情绪激动的时候摔倒的。最终，小明休学了。

老李夫妇在小明休学的这段时间带着他去旅游了，想着带孩子出门走走，放松放松心情，没准儿能缓解一下他的"困意"，可他们发现小明的异常表现反而加重了。住在旅馆里时，小明仍旧反复失眠，而且躺在床上的时候总觉得在阴暗的角落里有一双眼睛在盯着他。这双偶遇的"眼睛"让一家人提前结束了旅行，可没想到的是这双"眼睛"跟着小明回了家，几乎每天晚上，小明都会说这双眼睛在盯着他看，当他躲到被窝里时，"眼睛"还会一起钻进被窝里。小明每夜都焦躁不安，反复诉说着"眼睛"是如何漂游在家中的，还说一到晚上快睡着的时就感觉憋气，像是被人掐住了脖子一样，这可把老李夫妇急坏了。

故事揭秘

老李一家来到了医院，医生为小明安排了详细的检查。在等候进行喉镜检查时，小明突然就睡着了，这一点引起了医生的注意。尽管小明的喉镜检查结果没有问题，医生还是再次耐心详细地询问了病史，然后赶快安排小明进行睡眠监测。几天后结果出来了，小明这些年总是突然睡着和总是感觉有一双"眼睛"盯着他看的谜团终于解开了，罪魁祸首就是发作性睡病。

专业解读

发作性睡病是一种较为罕见的睡眠障碍，临床上的经典表现为日间发作性过度睡眠（伴有不可抗拒的睡意）、发作性猝倒（突发性肌张力丧失）、睡眠幻觉和睡瘫症，该病的主要诊断依据为病史、临床表现，以及多次睡眠潜伏期试验和多导睡眠监测结果。

临床上我们可将发作性睡病分为两种类型，即 I 型发作性睡病和 II 型发作性睡病。

诊断 I 型发作性睡病需同时满足以下两个条件：病程大于 3 个月，每天出现发作性日间过度嗜睡（即日间短暂睡眠发作并有不可抗拒的困倦），多次睡眠潜伏期试验提示平均睡眠潜伏期不超过 8 分钟，且出现 2 次及以上睡眠始发快速眼动睡眠现象（即睡眠周期不经过浅睡眠、深睡眠阶段而直接进入快速眼动睡眠）；有发作性猝倒，或放射免疫检测脑脊液下丘脑分泌素 -1 浓度 ≤ 110pg/mL，或浓度小于同一检测标准下普通人群平均值的 1/3。

II 型发作性睡病患者没有猝倒症状，下丘脑分泌素 -1 水平未降低，有白天过度嗜睡的症状，但通常没有由情绪引发的肌无力，存在异常快速眼动睡眠。

猝倒是 I 型发作性睡病的典型特征之一，发生率约为 75%，具体表现为在清醒状态下，患者可在情绪激动（如惊讶、大笑、生气等）、运动或进食时突然出现双侧骨骼肌肌张力丧失，故事中小明大笑后瘫倒就是猝倒的临床表现。患者肌张力丧失并不全是瞬时出现的，症状有可能在几分钟内逐渐加重，持续时间一般在 1 分钟左右，但也有在特殊情况下持续20分钟的病例报道。猝倒时患者的意识是清晰存在的，该症状的危害性与周围环境有关。

发作性睡病的患病率很低，相关统计结果表明，男性的发病率略高于女性的发病率。该病的发病可能与以下因素有关：睡眠与觉醒相关神经环路功能异常、遗传因素、免疫因素、感染因素。该病的发病高峰年龄为 8 ~ 12 岁，年龄较小的患者常以睡眠时间增加为最初的临床表现，年龄较大的患者常以猝倒为主要临床表现。

小明为什么会随时在白天睡着呢？这是不是意味着这类人群的睡眠时间比普通人群长呢？那双可怕的"眼睛"又是怎么回事呢？

发作性睡病患者困意涌上来后能直接进入熟睡状态，并且难以控制，被强行唤醒后会出现焦虑情绪。不过，有研究表明，此类患者的睡眠总时间及睡眠时间占比与普通人群相比无明显差异，主要的差异在于睡眠结构上的不同。儿童患者以睡眠时间增加为初始症状时不易被家长重视；猝倒症状可在发病数月或数年后出现，常以肌肉无力为主要表现，开始时易被患者及其家属忽视，一般在患者出现频繁猝倒或猝倒并发严重外伤后才会引起患者及其家属的重视，这些是造成该病具有隐蔽性的原因。小明感觉有一双神秘的"双眼"盯着自己、有人掐自己的脖子也是此类患者发病时经常出现的症状，此类幻觉多出现在觉醒或入睡时，常会令人感到不适，少数患儿还会同时做一些重复、单调、漫无目的的机械性动作。该病的临床表现可呈波动性改变，睡眠时间增加的表现会逐渐趋于稳定，猝倒、产生幻觉等表现会随着患者年龄的增大而逐渐减轻。

睡眠呼吸暂停综合征患者在白天也会出现嗜睡症状，但小睡后不会有头脑清醒感；发作性睡病患者被唤醒后易出现焦虑情绪，发作时小睡后可有头脑清醒感，两者在临床上常通过多次睡眠潜伏期试验进行鉴别。通过多次睡眠潜伏期试验的特征性表现、脑脊液下丘脑分泌素 -1 水平、颅脑影像学检查结果可将发作性睡病与思睡相鉴别。

临床上对于发作性睡病患者应优先考虑进行非药物治疗。由于该病的病因不清，所以以对症治疗为主，比如让患者在日间规律小睡、养成良好的睡眠卫生习惯等，同时医生应当充分向患者解释病情，进行社会心理支持，让患者了解疾病的性质，做好认知治疗。

该病的药物治疗方法主要有两大类：第一，治疗日间嗜睡时首选新型组胺 H_3 受体拮抗剂和反相激动剂，其他常用的药物包括中枢兴奋剂等。对于顽固性日间嗜睡者，医生需根据药物常规治疗剂量和用药时间增加用药剂量或联合用药，但必须在严密的临床监测下进行。第二，治疗猝倒、睡瘫、入睡前幻觉时主要应用组胺 H_3 受体拮抗剂和反相激动剂，以及抗抑郁药。

早认识、早诊断，对发作性睡病患儿的生长发育、心理健康及学习生活的改善具有重要意义。多数患儿发病后学习成绩明显下降，甚至辍学，比如故事中小明出现的白天难以抑制的睡意、觉醒程度低及注意力不集中，就直接影响了他在学校的学习生活。该病的症状常常使患儿的社交受到限制，患儿易产生自卑的心理，出现性格的改变，进而影响身心健康和生活质量，甚至出现精神症状。因此，当前我们还需要加强对发作性睡病知识的普及。

揭秘人

刘昱辛

中国中医科学院西苑医院耳鼻喉科主治医师

孙主任说

当有人出现幻觉或有奇怪行为时，我们不要简单地认为是由精神问题导致的。发作性睡病患者的行为和言语异常有时是得不到他人理解的，这也往往导致人们在对该病的认识上存在误解。我们应当关爱发作性睡病患者，如果发现周围的人有类似的表现，应当建议他们及时就诊。

我为什么这么容易紧张

广泛性焦虑症

07

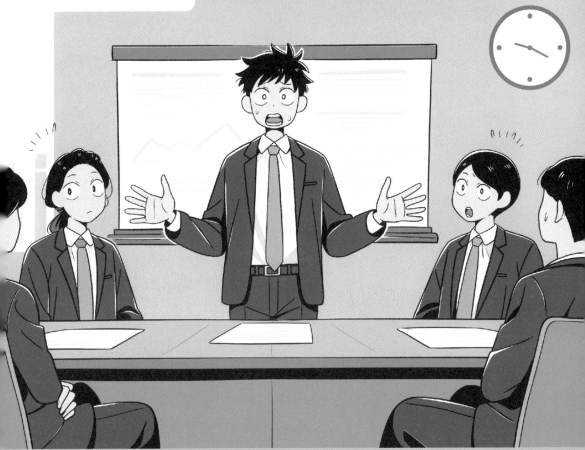

　　小李今年 27 岁，目前在北京的一家外企从事财务工作。小李刚毕业进入单位的时候，为了能够尽快适应新的身份，每天早出晚归，勤学好问，领导对他的工作态度非常满意，与同事相处起来也算比较愉快。到今年小李已经工作两年了，按理说业务已经比较熟练了，人应该更松弛才对，可是他似乎

总是处在紧张的状态中。起初，小李只是在需要应对重要场合的时候才会感到紧张，比如有一次领导出于信任安排他预订会议室，联系相关人员参加部门会议，并汇报最新的工作进展，轮到他发言的时候，他手心冒汗、心跳加快，有时甚至会手抖。为了不在众人面前出糗，他每次都要狠狠拧自己一把，以保持情绪稳定。有一次领导发言时，他不慎打翻了杯子，引得周围的人都看向他，这更加重了他的紧张情绪。

过度的担忧开始影响小李的睡眠。学生时代，小李因为成绩优异考入了理想的大学，是典型的"别人家的孩子"，在学业上得心应手，睡眠情况也还算不错。但是，小李工作后发现人际关系变得复杂了，工作事宜并不像学业那样单一，员工的评价体系也没有那么明确，于是他喜欢在睡前复盘一下当天发生的事情，可越是胡思乱想，就越是睡不着，好不容易睡着了，还睡得特别浅，一晚上怎么也得醒两三次。由于害怕睡不着，小李想到睡觉这件事就焦虑，焦虑和失眠像一对好朋友，总是形影不离。小李还曾经在朋友的推荐下尝试着服用过褪黑素、谷维素等，但是问题并没有得到解决。

这种情况逐渐延伸到工作和生活中的其他方面。小李常常担心自己会因为出错而丢了工作。"这份工作没了的话，还能不能找到其他合适的工作？再过几年自己就要30岁了，现在连工作都无法很好地应对，是否有人愿意嫁给一事无成的自己？到那时自己能平衡好婚姻和工作吗？"就这样，尽管有时什么也没有发生，小李也会突然紧张起来，而且越是担心，思绪就越难以平复。后来，小李真的因为无法将注意力集中在工作上而出了些不大不小的差错。

小李的父母来看望他的时候发现了他的异常，很是担心，建议他去医院检查一下，但是小李害怕自己如果真的被诊断出什么问题会因此丢了饭碗，所以一直不敢去。就这样拖了大半年，直到有一次开会的时候，部门领导让小李发言，可他瞬间大脑一片空白，引得部门领导对他有些不满，小李才觉得自己不能再这样下去了，终于下定决心去医院就诊。

故事揭秘

经过医生的问诊和相关检查，小李被诊断为广泛性焦虑症，这是一种以持续、显著的紧张不安伴有自主神经功能亢进和过分警觉为特征的慢性焦虑障碍，小李出汗、心率加快等表现就是自主神经系统兴奋的表现。

广泛性焦虑症的主要临床症状是经常出现持续、全面、无明确对象或固定内容的紧张不安及过度焦虑感，患者常会对现实生活中的某些问题过分担心或烦恼。故事中，小李一开始仅对重要事件感到紧张不安，而后这种紧张不安感逐渐蔓延到生活和工作的其他方面，这种焦虑可能有明确的原因和对象，也可能没有明确的触发因素。

失眠是广泛性焦虑症比较常见的临床表现之一，很多患者以失眠为主诉来到睡眠科就诊后才被诊断出广泛性焦虑症。患者的睡眠紊乱可能表现为入睡困难、早醒、深睡眠时间减少等，受到睡前思虑过度的影响，进而因为担忧失眠而产生预期性焦虑。焦虑和失眠互相影响，形成了一个恶性循环。

专业解读

针对广泛性焦虑症的药物治疗需要在专业医生的指导下进行，这样才能选择合适的药物，避免药物滥用和依赖，以及突然停药带来的问题。常用的苯二氮䓬类药物除抗焦虑外，还可以改善患者的紧张、失眠症状；非苯二氮䓬类药物不仅不影响健康人群的正常睡眠生理结构，还可以改善睡眠障碍患者的睡眠结构，安全性和有效性较好；选择性5-羟色胺再摄取抑制药的抗焦虑疗效也值得肯定。

心理治疗也是一种非常有效的方法，常用的有认知行为疗法等。个体对情境的解释（而不是情境本身）会影响个体随后的情绪、行为和生理反应，这些解释常常以自动思维的形式表现出来。通过训练，患者就能觉察到这些自动思维，并将它们带到意识层面，然后有意识、有步骤地去评估这种自动思维，尤其是当自己感到不安的时候。

以这个故事为例，情境是参加会议，自动思维是可能会表现不好，情绪是焦虑。通过训练，当负面的自动思维出现的时候，小李可以做出更具适应性的反应：我做了很充足的准备，我通常是可以做好的，表现不好只是小概率事件，不一定会发生；

心慌、手抖、汗出是交感神经兴奋的表现，是可控的，不会影响到我。

再举一个例子，情境是睡不着，自动思维是明天白天没精神的话工作肯定要出错，情绪是焦虑。通过训练，患者在面对这种情况时可调动更具适应性的想法：偶尔睡不好可能会对我的注意力产生一点儿影响，但这种影响不会很大，睡不好与工作出错之间没有必然的联系，而且这些工作我已经做过很多次了，出错的可能性不大。

自动思维可能会歪曲现实，使患者情绪痛苦，并妨碍患者实现预期目标，但是如果能够及时地识别它，并做出适应性反应，就能形成良性循环。此处仅介绍了认知行为疗法的部分理念，具体治疗方案还需要由专业的心理治疗师制订。

另外，患者自己也要注意保证睡眠环境的安静和舒适，保证作息时间的规律，睡前避免喝刺激性饮品，如浓茶、咖啡等，晚饭时间不宜安排在睡前，以免导致过饱而影响睡眠。睡前也不要过度用脑，不要把工作安排在深夜做，睡好觉能够使第二天的工作效率更高。

揭秘人

樊 蕾

中国中医科学院广安门医院国际医疗部副主任医师、心理治疗师

哈佛大学医学院附属贝斯以色列女执事医疗中心访问学者

孙主任说

大部分人都遇到过焦虑的问题。正常的焦虑是我们在面对潜在危险时的理性评估，如果我们能够在焦虑出现时积极地面对它，就能避免陷入神经性焦虑的压抑和退缩境地。焦虑并不总是负面的，它也有积极的意义，积极应对焦虑，个人可以获得成长，但是如果无法解决长期焦虑的问题，就需要积极寻求医生的帮助。

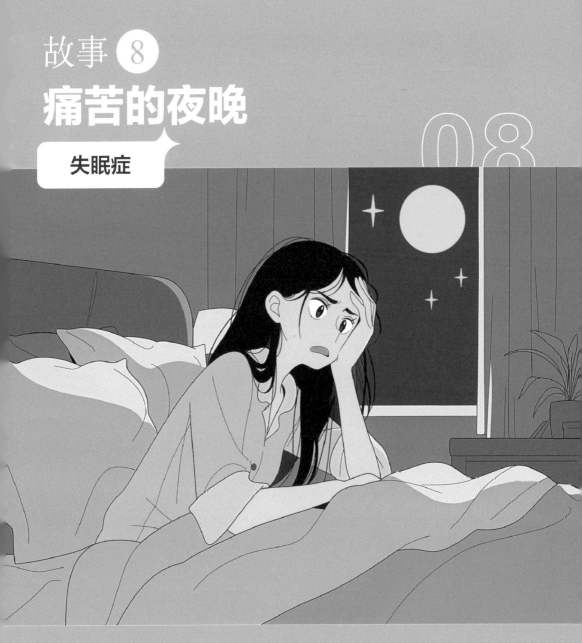

故事 ⑧
痛苦的夜晚

失眠症

08

张女士是一名职场白领，最近面临工作上的一些变动，她被调到了一个新的部门，虽是升迁，但还是需要重新适应新的工作环境和团队。每天晚上睡前，张女士都要复盘一下一天的工作，思考一下如何完成任务，如何与同事相处，并做下一步计划。随着工作的开展，张女士入睡的时间越来越晚，慢慢地，她发现自己好像睡不着了，开始变得心烦，辗转反侧，脑海里不自觉地出现各种相关、不相关的事务，越想睡着，越难睡着，早晨起来后很是疲惫，只期待着上午赶紧过去。到了午休时间，张女士选择补充睡眠，希望通过短暂的休息缓解疲劳和紧张，所以只迅速吃了一口饭就赶紧去补觉了，但是实际情况是一个多小时的午休时间里能睡着十多分钟就算好的了。

随着失眠症状的加剧，张女士的心情越来越差，她开始变得易怒，有时候甚至对家人发脾气。为了能让自己快速入睡，张女士开始尝试喝些红酒助眠，起初似乎有一些效果，可以迷迷糊糊地睡着，但是会早醒，白天的状态也不是很好。渐渐地，喝红酒似乎也不再那么有效了。在纠结烦躁中，张女士最终选择了向专业医生求助。

故事揭秘

医生通过询问病史了解了张女士的基本情况，张女士的主要表现是夜间准备睡觉时感到恐惧、胡思乱想、思虑难控、入睡困难、睡眠浅、容易醒，有时通过饮酒助眠，白天精力不足、心烦、心慌、易焦虑。

医生根据张女士的情况选择了合适的量表和检查进行评估。结合张女士的临床表现及检查结果，医生考虑诊断为慢性失眠伴焦虑状态，建议张女士采用"中医睡眠紊乱管理法"，即"SD-265法"进行睡眠干预。

专业解读

失眠的主要表现为入睡困难（入睡潜伏期超过30分钟）、睡眠维持障碍（整夜觉醒次数≥2次）、早醒、睡眠质量下降和总睡眠时间减少（通常少于6.5小时），同时伴有日间功能障碍。失眠引起的日间功能障碍主要包括疲劳、情绪低落、易激惹、躯体不适、认知障碍等。根据病程可将失眠分为短期失眠（病程＜3个月）和慢性失眠

（病程 ≥ 3 个月）。失眠是一种主观体验，不应单纯依靠睡眠时间来判断是否存在失眠的问题。部分人群虽然睡眠时间较短（如短睡眠者），但没有主观睡眠质量下降，也不存在日间功能损害，因此不能被视为失眠。失眠常伴随其他健康问题，有时很难确定因果关系，无论失眠属于原发性还是继发性，均需要针对失眠本身进行独立的临床干预，防止症状迁延或反复。

失眠障碍的评估是一个系统的过程，需要医生进行详细的病史采集、体格检查并安排辅助检查。辅助检查可分为主观评估及客观评估，其中主观评估多采用填写睡眠日记、失眠相关量表（如匹兹堡睡眠质量指数、阿森斯失眠量表、失眠严重程度指数、爱泼沃斯思睡量表等）的方式进行。长期失眠的患者往往合并焦虑状态或抑郁状态，临床上还应使用汉密尔顿焦虑量表、汉密尔顿抑郁量表、焦虑自评量表、抑郁自评量表等评估患者的情绪情况。客观评估包括多导睡眠监测、体动记录仪监测等。多导睡眠监测主要用于失眠的鉴别诊断和疗效评估。多次睡眠潜伏期试验主要用于鉴别发作性睡病和日间睡眠增多等疾病。体动记录仪主要用于鉴别昼夜节律失调性睡眠-觉醒障碍，也可以在无多导睡眠监测条件时作为替代手段评估患者夜间总睡眠时间和睡眠模式。睡眠科医生应根据患者的具体情况选择采用上述评估方式并对评估结果进行专业解读。

失眠的西医治疗方法主要包括认知行为疗法、安眠药物治疗、光照治疗、经颅电刺激治疗、重复经颅磁刺激治疗等。中医典籍多将失眠表现称为"不寐"，中医治疗不寐已有数千年的历史，经各个医家的不断总结和创新，形成了很多特色疗法，如中药口服、针灸疗法、穴位按摩、推拿疗法、中药足浴、中药芳香疗法等。

故事中张女士应用的SD-265法是孙书臣教授及其团队将中医理论与现代睡眠医学对失眠的认识相结合而创立的，该法以阴阳、昼夜的中医整体观为指导，运用光照、运动、时间管理，以及一剂药下的汤剂口服、浴足及香薰导眠共6种干预方法，通过对五脏整体功能的动态评价指导治疗，还可通过网络远程管理，让更多的失眠患者获益。该方法已于2018年列入国家重点研发计划中医现代化重点专项研究课题。

揭秘人

李红岩

中国中医科学院广安门医院南区睡眠医学中心主治医师

孙主任说

成年人的睡眠时间不一定非要保证8小时，6～9小时的睡眠如果能让人精力充沛，就是好的睡眠。如果您患有失眠或睡眠节律紊乱，且短期内不能自我改善，建议您及时寻求专业睡眠科医生的帮助。具有中医智慧并且与现代睡眠调控理论相结合的SD-265法能够帮助您改善失眠，调整睡眠节律，获得更高的睡眠质量。

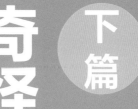

奇怪的睡眠

下篇

临床医生
揭秘离奇的睡眠故事

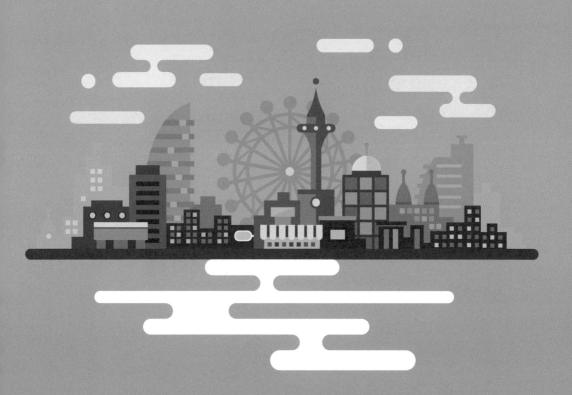

睡眠的好与坏公平又公正地属于你自己

故事①
校园夜半惊叫声

睡惊症

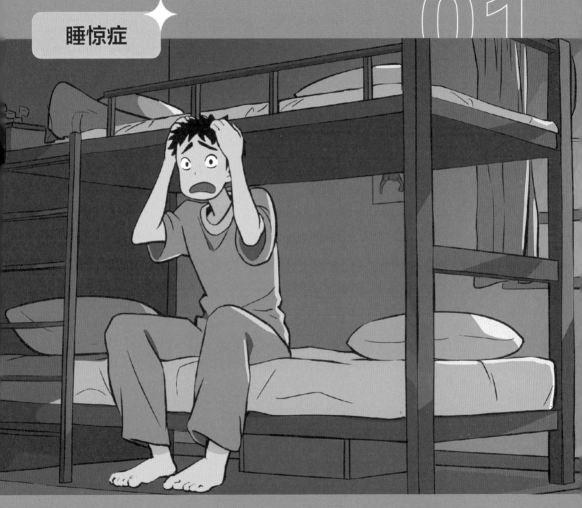

北京的夏日酷热难耐，即便到了夜晚暑气也丝毫没有减少。正值期末考试，大学生们都在积极备考。大二男生小路在书桌前擦了擦额头上的汗水，抬头看了看表，已经快凌晨1点了，窗外的阵阵蝉鸣仿佛在催促他快些休息。小路合上书，深深打了个哈欠。太困了，是该上床睡觉了。

凌晨3点，安静的宿舍里只能听见窗外窸窸窣窣的蝉鸣和房间里大家均匀的呼吸声。突然，一声恐怖的惊叫吵醒了小路的舍友们。"怎么回事？"大家疑惑地互相张望，发现竟是小路在床上尖叫、哭喊，只见他在床头端坐，双眼直视，表情惊恐，手足乱舞，仿佛正在经历一些特别恐怖的事情。舍友们赶紧呼喊："小路，醒醒！小路，快醒醒！"但是，小路毫无反应……

故事揭秘

舍友们十分担心，因为这已经不是小路第一次出现这样的状况了。上大学以来，大家都住在一个宿舍，朝夕相处，宿舍关系和睦融洽，但是大家发现，小路每1～2周就会出现一次在晚上喊叫着从睡梦中惊醒的情况，醒后大汗淋漓，并且每逢考试就会发作得更频繁一些。一开始大家以为小路是做了噩梦，可第二天问他梦到了什么时，他什么都记不起来。做噩梦的经历大家都有，记不起梦境的内容也是十分常见的，大家也就没太在意。但是，随着小路夜间惊叫发作次数的增多，伴随症状也越来越怪异，最后发展到连隔壁宿舍都能听到他的惊叫声，这时大家才发觉小路可能不仅是做噩梦这么简单。可是，不是做噩梦的话又会是什么原因导致小路在睡梦中尖叫呢？

在舍友的询问下，小路回忆起来曾听母亲说过，自己在孩童时期时常出现严重的梦魇，母亲形容自己入睡后会突然从睡梦中尖叫着坐起，双眼紧闭，哭喊，大汗淋漓，有时还会下床走动，很难叫醒，醒后也不记得发生了什么，当时母亲很是担心，但是随着小路年龄的增长，这种情况出现得越来越少了，也就放松了警惕，没去医院检查。现在看来，梦魇好像又回来了。

小路十分苦恼，心又悬了起来。去医院看病的话，到底应该看什么科呢？精神科？心理科？睡眠科？小路不想让母亲担心，于是在舍友们的催促下，抱着试一试的心态独自来到医院睡眠科就诊。小路到医院后把详细情况一讲，才知道自己得的是一种睡眠障碍——睡惊症。

专业解读

睡惊症，也称"睡眠恐惧症"或"夜惊症"，是睡眠障碍的一种，表现为在睡眠中突然出现睡意蒙眬的短暂惊恐状态。正常状态下，人的睡眠可分为 5 个时期，即 1 期、2 期、3 期、4 期及快速眼动期，其中 1 期、2 期为浅睡眠期，3 期、4 期为深睡眠期，也就是身体真正得到休息的时段，而睡惊症恰恰出现于 3 期、4 期。该病的男性患者略多于女性患者，发病率从 0.5% 到 3.0% 不等，常见于 4 ～ 12 岁儿童，发病高峰年龄为 4 ～ 7 岁，至青少年期发病率会有所降低，成年后不常见。一些研究表明，如果在成年人出现睡惊症的表现，常提示患有精神疾病，不过也有一些权威人士并不同意这种观点。

典型的睡惊症症状为入睡后突然坐起尖叫，哭喊，双眼直视或紧闭，手足乱动，有严重的恐惧感，发作时对周围无反应，一般很难唤醒，一旦被唤醒则表现为意识模糊、定向力障碍，也有的表现为抓住人或物不放，少数伴有梦游，偶可出现幻觉，甚至有自伤或暴力行为。患者可非常激动地自言自语，不知所云，发作时对拥抱等安抚行为不予理睬，似乎正在遭受某种强烈的痛苦，可伴有心率加快、呼吸急促、瞳孔扩大、大汗淋漓等自主神经症状，发作一般持续数分钟，很少超过 30 分钟，然后患者恢复入睡状态，但是清醒后对发作时的表现完全没有印象或仅有片段记忆。睡惊症发作时的梦境内容往往与过去的恐惧感体验有关，比如有的孩子因房屋失火从火场中被救出，于是以后在梦境中常出现失火的场面，以致睡惊症反复发作。睡惊症的发作次数不定，可长时间发作一次，也可频繁发作，多则每晚数次。睡惊症的发生常见于入睡后的 0.5 ～ 2 小时，发作时脑电图为深睡波形，无异常波。

导致睡惊症的主要原因有心理因素、身体因素及遗传因素：

✦ 心理因素：家庭成员患重病或死亡，初次离开父母进入陌生的环境，家庭成员之间产生矛盾，工作或学习压力增大，外伤和意外的事件所导致的焦虑和恐怖不安等均属于心理因素。此外，在睡前听恐怖、紧张的故事，或看恐怖、紧张的影片等，都可导致睡惊症的发作。

✦ 身体因素：过度疲劳、身体不适、体虚等均是诱发因素。本故事中的患者小路就是有孩童时期发病史，上大学后由于课业压力大，加之熬夜耗气伤阴，在心理和身体双重因素的影响下再次发病。

✦ 遗传因素：约50%的睡惊症患儿有家族史。

睡惊症经常发作的患儿往往存在持续较久的焦虑状态，因此对于睡惊症的患儿，我们不仅要关注其身体健康，而且要关注其心理健康，及时了解患儿的心理状态，以便进行心理疏导，防微杜渐。家长遇到患儿睡惊症发作时不要过于紧张，要注意防止睡惊症发作时可能导致的意外事故发生，安抚患儿的情绪，为患儿盖好被子，协助患儿重新入睡。

睡惊症重在预防，家属应为睡惊症患者提供一个良好的生活环境，比如注意培养患儿的勇敢精神，不要让他们听紧张恐怖的故事或看紧张恐怖的电影，同时还要避免劳累，注意休息。临床上针对睡惊症可采用支持性心理疗法，一方面直接改善症状，另一方面重建或提高自信心和适应技能，以减轻患者的焦虑，提高患者的适应能力。家属除采取简单的环境防范措施外不需要再行其他特殊准备。睡惊症一般预后良好，诱因解除后或随着患者年龄的增长，大多可自行缓解。然而，对于个别发作频繁、可能有受伤危险的患者，可在医生的指导下短期服用镇静药。中药及针灸也可用作辅助治疗。

多导睡眠监测一般不用于评价睡惊症，除非发作频繁、带有暴力性或有可能出现自伤的后果。进行多导睡眠监测时，最好同步进行录像监测。若怀疑有癫痫的可能，则需要行全面的临床睡眠脑电导联组合检查。当发现睡惊症存在时，多导睡眠图可表现为慢波睡眠中突然出现觉醒，即深睡眠中出现短暂惊恐状态，周身肌肉突然收缩，并且由深睡眠转入浅睡眠。当然，有时也会出现不转入浅睡眠而持续处于深睡眠中的情况。

需要注意的是，睡惊症需要与梦魇、夜间癫痫发作、快速眼动睡眠行为障碍及创伤后应激障碍相鉴别。

梦魇，即梦境中焦虑发作，与快速眼动睡眠行为障碍均出现于快速眼动睡眠期，并且在后半夜更为常见。上文中提到过我们一整夜的睡眠共分为5期，我们梦境通常出现于快速眼动睡眠期。快速眼动睡眠行为障碍一般在 40 岁以后才会出现，而睡惊症多见于学龄前儿童。另外，与梦魇及快速眼动睡眠行为障碍不同的是，睡惊症患者无法回忆起梦境的内容。

睡惊症并不是癫痫发作，癫痫发作一般更具有刻板性，并且可以于日间出现。虽然精神运动性癫痫可有类似于睡惊症的夜游表现，但是若不进行完整的脑电监测，该病与癫痫的鉴别较为困难。

癫痫具有以下特点：

✦ 除睡惊外还伴有失神发作、大发作等。

✦ 患者对发作过程不能回忆。

✦ 脑电图提示颞叶有癫痫波。

一般说来，睡惊症只要不是频繁发作，就无须进行特殊治疗，随着孩子年龄的增长，睡惊症就会慢慢地消失了。但是，如果您的孩子经常出现睡惊，就需要带孩子到医院完善相关的检查了。

回看故事中的患者小路，20 岁，男性，当他被告知不规律的睡眠模式、工作压力大或学习压力大所导致的焦虑和恐惧不安等因素可能会引起睡惊症的再次发作后，他表示自己以前确实喜欢熬夜，精神易紧张，但希望尽可能避免用药，因此他很认真地调整了睡眠习惯，学会了让心情放松，劳逸结合。后来的追踪结果显示，小路睡惊症的发作频率由就诊前的每周 2 次降为每 2 - 3 个月 1 次。

睡惊症的临床要点如下：

✦ 睡惊症通常发生于前半夜的深睡眠期，并且在儿童中更为常见。

✦ 在成人患者中，睡惊症可出现于后半夜的浅睡眠期。

✦ 睡惊症持续至成年，或在成年时发作，并不一定是精神疾病存在的证据。

✦ 与梦魇及快速眼动睡眠行为障碍不同，睡惊症患者无法回忆起梦境的内容。

✦ 睡惊症可见于使用呼吸机治疗的睡眠呼吸暂停综合征的成人患者。

揭秘人

常 远

中国中医科学院广安门医院耳鼻喉科主治医师

孙主任说

夜晚的一些奇怪现象，比如故事中小路发出的声音，经常被不科学的解释遮蔽。这些在夜晚发生的现象，其实有可能就是睡眠疾病的表现。当您发现亲人或朋友在夜晚有不可思议的表现时，请及时带他们找专业医生进行咨询。

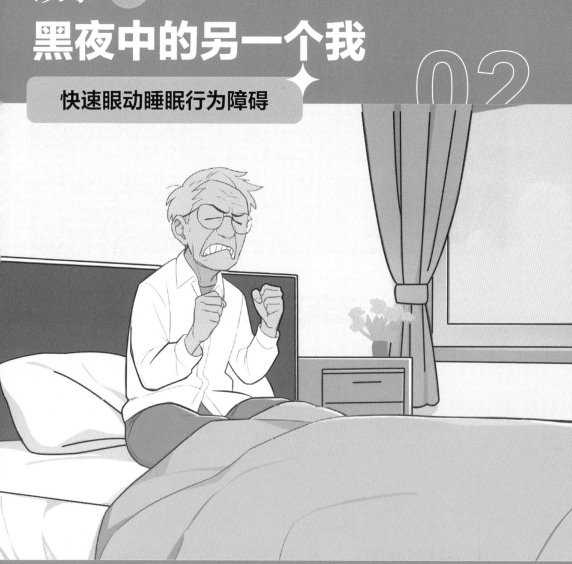

故事 ② 黑夜中的另一个我

快速眼动睡眠行为障碍

02

周五下午，睡眠门诊来了一位64岁的孟先生。孟先生是一位退休大学教师，身材瘦长，谈吐文雅。最近发生了一件事，让他下定决心来医院看一看自己到底有什么问题。

孟先生表明自己每年都体检，除血脂略高外，其他结果都正常，平时每天都遛弯锻炼，吃得好、睡得香。"不过这睡眠吧……"孟先生停顿了一下，"我老伴儿晚上躺在床上半天睡不着，实在睡不着的话有时还半夜起来看会儿电视。我从来不像老伴儿一样，我的睡眠好，躺下就能睡着！可是吧，这睡得可能太好了……"

上周，孟先生的女儿出差，把小外孙留给了孟先生和老伴儿帮忙照看。考虑到老伴儿经常失眠，老两口分别睡在两个卧室，外孙和孟先生一起睡。没想到的是，一天凌晨，外孙的哭声惊醒了老两口，原来是孟先生在睡梦中打到了外孙，而且"下手"不轻。老两口带着外孙直奔医院，检查后发现外孙左前臂骨折了。孟先生在面对老伴儿的斥责、女儿的埋怨的同时，也深深地自责着："我这么疼爱外孙，怎么会把他打成这样呢？"

故事揭秘

原来，当晚外孙先是被孟先生的一阵叫骂声吵醒，然后发现外公紧闭双眼，正在骂人，不一会儿手臂也开始挥舞起来了。看到外公如此激动，外孙以为外公做噩梦了，便试着推了推外公想把他叫醒，没想到就是这么一推，意外发生了——孟先生连眼都没睁，一把就把外孙打倒在地。外孙大哭起来，孟先生猛然惊醒，看着眼前的一幕，自己也被吓坏了。

"我记得当时梦见自己和别人打起来了，谁想到打的是自己的外孙啊？"孟先生既自责又不解地问道："您见过类似的情况吗？我该不是有什么精神问题吧？"

医生经过详细询问得知，孟先生当时梦见自己和坏人起了争执，越吵越气，后来对方动手打他，他只得还击。由此可知，当外孙推孟先生时，梦中的他把这当成了对方的攻击，便顺手打了回去。孟先生还对医生说自己经常做梦，梦里经常起急，要么和别人争吵，要么被坏人或猛兽追赶，有时会梦见和别人发生了肢体冲突，还曾因为在梦中着急踢到暖气、打到墙或者从床上摔到地上才醒过来。老伴儿还说他睡觉时偶尔会说脏话。孟先生平时待人温和，几乎没有与同事、朋友吵过架，也不会讲很难听的脏话，更别提动手打架了。"我平时绝不是这样的！为什么睡着之后就变了个人呢？"孟先生对自己夜间的离奇表现感到十分不解。

孟先生的种种表现与快速眼动睡眠行为障碍的表现十分相似。医生对孟先生进行了影像学检查和视频多导睡眠监测，结果显示孟先生的情况果然符合快速眼动睡眠行为障碍的诊断。

简单地说，快速眼动睡眠是睡眠的一个特殊阶段，其特征性表现一是做梦，二是全身大部分肌肉会特别松弛，我们称之为"肌张力弛缓"。这两种特征性表现使我们在做梦时不会将梦中的语言、动作等在现实中表现出来，因为肌肉是松弛的，所以并不会真正地讲话或行走。但是，快速眼动睡眠行为障碍患者不是这样的，他们的肌肉在快速眼动睡眠状态下可以保持一定的肌张力，会将梦中的对话说出来，或是将梦中的动作做出来，医学上把这种现象称为"梦境演绎"或"梦境扮演"，故事中的孟先生正是在梦境演绎状态下打伤了外孙。

专业解读

这是一个典型的快速眼动睡眠行为障碍病例，属于异态睡眠的范畴。所谓"异态睡眠"是相对于"常态睡眠"而言的，正常的睡眠应该是安静、放松的，异态睡眠则不然，患者在睡眠中或有异常发声，或做激烈动作等。

从命名角度可以看出，快速眼动睡眠行为障碍主要表现为在快速眼动睡眠过程中出现异常行为。快速眼动睡眠与做梦密切相关，快速眼动睡眠行为障碍患者的异常行为也多与梦境的具体内容有关。快速眼动睡眠行为障碍患者的梦境通常是不愉快的，比如被追赶或被袭击等，梦境演绎的内容通常包括挥手、咒骂、踢腿、击打等动作，动作过大时患者可能会从床上跌落，导致摔伤。该病常在后半夜发作，频繁时一夜可发作数次。

快速眼动睡眠行为障碍常见于男性，多于 50 岁以后开始出现相关症状。快速眼动睡眠行为障碍发作时患者的表现并不是平日里性格的真实反映，一个平日里举止文雅的人在疾病发作时可能会出现与平时截然不同的言语方式和动作行为，变得焦躁、暴力，这也会对患者造成一定的社交压力，知晓自己睡眠症状的患者不好意思与周围人讨论这些问题，害怕别人对自己产生误解或影响个人形象。多数快速眼动睡眠行为障碍患者将不适症状的出现归咎于疲劳、压力大等，很少会因睡眠异常而就诊，多是在该病导致自己或他人受伤后才会就医。

快速眼动睡眠行为障碍不仅会危害患者自己，还会对家人或同寝者造成伤害。在疾病发作过程中，如果旁人对患者进行干扰，有可能会被患者误认为是梦中的攻击对象。故事中孟先生在睡梦中打伤外孙就是一个典型的例子，外孙试图推醒孟先生时，由于孟先生正处于疾病发作状态，无法分辨正在接受的触碰是来自真实生活还是来自梦境，因此打伤了外孙。

对快速眼动睡眠行为障碍患者而言，及时就医和做好安全防护十分重要，特别是疾病发作时有骂人、做大幅肢体动作或从床上跌落情况的患者，应尽早到具备相应诊治条件的医院就诊，进行睡眠监测等检查。对于疾病发作不频繁的患者，单次睡眠监测可能难以捕捉到特征性表现，往往需要进行多次检查才能够确诊。

快速眼动睡眠行为障碍的安全防护涉及患者和患者家属两方面。对患者本人而言，不要在床的周围放置尖锐物品，以防对自己或他人造成伤害；如果有坠床史，最好在床边架上床档或围栏，以防摔伤。患者家属也应接受相应的安全教育，在协助患者进行安全防护的同时做好自身保护，避免在疾病发作期间直接触碰患者。

故事中孟先生在确诊后接受了药物治疗，成功控制了病情，消除了困扰自己许久的疑虑，既保护了自己和家人的安全，也获得了家人的理解。近年来有研究发现，快速眼动睡眠行为障碍可能是某些神经退行性病变（如帕金森病）的前驱症状，如果您身边的家人或朋友有类似症状，应鼓励其尽早就医，及时治疗。

揭秘人

段 莹

中国人民解放军空军特色医学中心睡眠医学科副主任医师

孙主任说

　　如果有人出现怪异的夜间睡眠行为，比如举止粗鲁、做大幅动作，特别是与白天判若两人时，请注意，他可能患有一种特殊的睡眠疾病——快速眼动睡眠行为障碍。我们要关爱快速眼动睡眠行为障碍患者，注意他们在睡眠状态下的表现和变化，同时要注意保护好患者及其周围的人，不要让他们因此受到伤害。

故事 ③
午夜的迷失

夜间癫痫发作

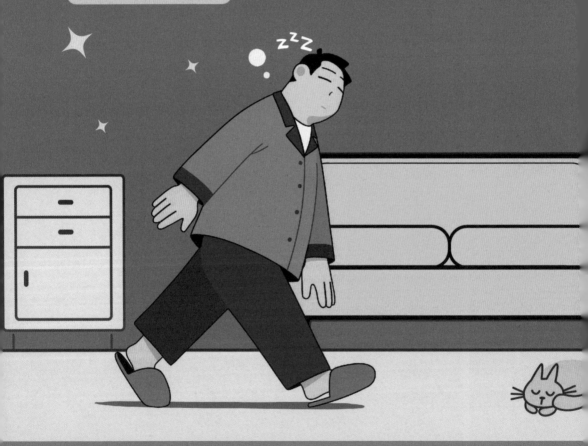

　　在繁华的北京，王先生过着和大多数人一样的平凡生活，他是一名勤奋的职员，日复一日规律地工作，并与家人共度温馨时光。然而，在王先生看似平静的生活中，发生了一些不同寻常的事情，正是这些事情给他的生活带来了困扰。

故事要追溯到 3 个月前，那天王先生结束了一天忙碌的工作，像平时一样回到了家中，享用了美味的晚餐后，他又加了一会儿班，不知不觉已经晚上 10 点多了。由于最近比较忙碌，挤占了夜里的睡眠时间，有些疲惫的王先生准备再看一下手机就睡觉了，一切看起来都和平时一样正常。然而，睡着了的王先生突然醒来，四周依然漆黑一片。他坐在床边，一只手正抬着好像在做什么动作，但是具体要干什么他已经完全不记得了。抬头看了一眼时钟，才晚上 12 点。王先生感觉有些不舒服，心想是不会最近过度疲劳了？确实，王先生最近有些累，而且他回想起初中时自己因为学习压力大，好像也曾经出现过两次类似的情况，当时很恐惧，还好后来没有再发作，最近不知怎么又出现了相似的情况。

第二天早晨，太阳像往常一样升起，照亮了卧室和客厅，王太太像往常一样醒来，走出卧室，发现王先生正在客厅抽烟。王太太疑惑地问："你不是很久都不抽烟了吗，怎么今天起得这么早，工作上有难处？"王先生被这突如其来的一连串问题问住了，只是勉强笑笑，应付了一句"没事"，然后掐了烟，没吃早饭就出门上班了。白天的工作如常进行，王先生尽量全身心投入工作，想要忘记昨晚发生的事情，并暗自希望这种事情再也不要发生。

不过，正所谓担心什么就来什么，没过几天，王先生又在午夜醒来，还是做着一只手抬起的动作，什么时候坐起来的已经记不清了。王先生看了一眼时钟，这种情况又是发生在晚上 12 点左右。午夜，这个时间点让他很不舒服。他努力地思索着可能的原因：最近没有撞过头，也没有酗酒，脑袋应该不会出问题。尽管脑袋里一团乱麻，但是王先生明白当下要赶紧躺下睡觉。在事情没有弄清楚之前，他觉得还是不要让妻子知道为好。

在某个恬静的午后，王先生和王太太在家中各自看着喜欢的书，时而有几句闲聊。王太太小心地问："你最近有时半夜起来在床边坐着也不说话，还摆出像击剑一样的姿势，是最近看什么电视剧了吗？我跟你说话也不理我。"王先生知道，他担心的事情还是发生了，妻子知道了自己在夜里有异常的行为。王先生只能向妻子解释自己也不知道是出了什么问题，他很害怕会有什么不好的事情发生，唯一庆幸的是自己没有在午夜伤害妻子。王先生越说越难控制情绪，泪水夺眶而出，他觉得真正的自己在午夜迷失了。妻子耐心地开导他，并提议陪同他到医院看一看。王先生同意了，于是他们一起来到了医院睡眠中心。

故事揭秘

经过病史询问和体格检查，医生已经有了几种猜测，不过还需要完善一些检查，才有可能找到准确的答案。王先生以夜间睡眠过程中的不自觉动作为主要表现，近期因工作较为繁忙睡眠时间有所减少，无外伤史及新增用药史，他的症状可能是梦魇、睡行症、夜间惊恐发作、意识模糊性觉醒、快速眼动睡眠行为障碍或夜间癫痫导致的，因此需要做一个配有扩展脑电图和肌电图并有视频的睡眠监测，看一看能否找到线索。进行监测前还要做一项叫作"睡眠剥夺"的准备工作，用来减少监测开始之前的睡眠时长。

王先生在睡眠监测过程中出现了3次不自主运动，呈击剑样非对称性肌强直状态，动作相似、刻板。医生回顾了整夜的监测数据，发现王先生入睡后在非快速眼动睡眠阶段有特征性癫痫样放电，并据此高度怀疑王先生是一名睡眠相关癫痫患者。

专业解读

癫痫发作是由大脑神经元爆发性功能异常所致的精神、运动、感觉或自主神经系统的功能障碍，发作时无意识障碍的称为简单部分性发作，出现意识障碍的称为复杂部分性发作。

频繁出现于睡眠期间或只出现在睡眠期间的癫痫发作称为睡眠相关癫痫，睡眠相关癫痫通常难以与异态睡眠和其他非癫痫性事件相区分，尤其是发作仅见于睡眠期间时。据报道，睡眠相关癫痫在不同癫痫群体中的占比差异较大，但大多占比10% ～ 15%。

整夜睡眠主要由非快速眼动睡眠和快速眼动睡眠两种组成。一般来说，人在睡眠开始时首先进入非快速眼动睡眠，非快速眼动睡眠可以分为 N1、N2、N3 三个阶段，睡眠随着阶段的递进逐渐变深，然后进入快速眼动睡眠，随后再次回到非快速眼动睡眠，整夜睡眠中非快速眼动睡眠和快速眼动睡眠会出现 3 ～ 5 次交替，每个睡眠周期持续 90 ～ 110 分钟。

睡眠时相、睡眠剥夺对夜间癫痫的发作和发作频率都有显著影响。总体来说，在非快速眼动睡眠时期易出现癫痫发作，而在快速眼动睡眠时期身体往往会抑制癫痫发作。夜间癫痫发作有 2 个高峰，分别是入睡后 2 小时及凌晨 4 ～ 5 点。相关临床研究和动物研究都发现，睡眠不足可以诱发癫痫发作。总睡眠不足或快速眼动睡眠不足都能加速大脑的异常放电；部分睡眠不足对普通人群的皮质兴奋性影响不大，但能增强癫痫易感者的皮质兴奋性；完全睡眠剥夺可以诱发既往无癫痫病史人群及在很久以前曾有癫痫发作的人群临床癫痫发作。睡眠剥夺诱发的癫痫样放电多发生在觉醒与浅睡眠的转换时期，因此可在患者睡眠剥夺的状态下进行检查，以增加捕捉到癫痫发作的可能性。

相反地，癫痫发作也可影响睡眠。癫痫发作可导致患者突然觉醒、睡眠结构紊乱，进而影响精神状态，导致患者日间困倦及夜间失眠。

我们可以将睡眠期间的癫痫发作分为 3 类，发作持续的时间和运动的复杂性依次提高。第一类是短暂的癫痫发作，持续时间只有 2 ～ 4 秒，患者会有四肢、躯干和头部的刻板样运动。第二类是伴有突然、短暂觉醒的癫痫发作，持续时间可能只有 5 ～ 10 秒，患者有时会做刻板样运动、发出声音、做出惊恐的表情或感到恐惧。第三类是较长时间的癫痫发作，持续时间长达数分钟，其特征是高度刻板的运动功能亢进（过度运动），部分患者可能在较长时间内出现复杂的运动，包括走动行为，有时在临床上很难与睡行症或意识模糊性觉醒相区分。虽然整晚癫痫发作的持续时间和活动量可能有所不同，但是同一患者每次发作时的起始表现通常都是相似的，而且保持高度刻板性和稳定性。

有一些睡眠疾患的表现与夜间癫痫的表现十分相似，如非快速眼动期异态睡眠（如睡行、睡惊等）、快速眼动睡眠行为障碍、梦魇等。非快速眼动期异态睡眠与一些复杂性癫痫的表现十分相似，需要借助全脑脑电监测才有可能鉴别。一般来说，癫痫发作较为刻板，并且也可在白天发作，但是也有一部分癫痫患者只在夜间发病，这就增加了临床鉴别诊断的难度。梦魇和快速眼动睡眠行为障碍一般都发生于快速眼动睡眠阶段，常于后半夜发作，患者通常有促使病情发作的复杂梦境及精神活动。快速眼动睡眠行为障碍患者的肢体运动可能会导致其离床。

故事中的王先生在疾病发作前有一段时间睡眠不足，在非快速眼动睡眠阶段有突然觉醒的现象，且有特殊动作行为，动作相似、刻板，结合脑电监测捕捉到的特征性癫痫样放电异常信号，以及在其他睡眠时相出现的发作间期癫痫样活动，主要考虑睡眠相关癫痫发作的可能。有研究表明，10% ~ 40% 的癫痫发作只发生于或主要发生于睡眠中。由于患者在白天并没有什么异常表现，且无法回忆起夜间发作时的动作或异常感觉，所以临床上对复杂部分性发作的诊断颇具挑战，夜间发作更是增加了临床诊断的难度。

经过细致的病史采集和检查，王先生被确诊为夜间癫痫发作，医生给予了王先生相应的预防及治疗建议。睡眠相关癫痫患者特别容易受到睡眠剥夺的影响，因此医生建议王先生保持良好的睡眠习惯，确保有充足、规律的睡眠，避免过度疲劳，避免压力过大。另外，医生嘱咐王先生要定期复诊，严格遵医嘱服药。在医生的指导下，王先生逐渐克服了对疾病的恐惧，逐渐找回了对自己的信心和对生活的热爱。

揭秘人

李红岩

中国中医科学院广安门医院南区睡眠医学中心主治医师

孙主任说

　　仅在睡眠中发作的癫痫是一种不容易确诊的疾病，要与很多疾病相鉴别，比如意识模糊性觉醒、睡行症、睡惊症、失眠、睡眠呼吸暂停综合征、快速眼动睡眠行为障碍、梦魇、睡眠相关节律性运动障碍等。如果您或者身边的人在睡眠中做出怪事，无论是睡行、叫喊、突然惊醒伴恐惧或是不自主运动，先不要惊慌，要积极寻求睡眠相关专业医生的帮助，避免病情进一步发展，对身体健康及生活幸福造成影响。

白领丽人的痛苦

纤维肌痛综合征

04

40 岁的赵女士刚晋升为项目主管半年，本应该满面春风，却总是一脸倦容。赵女士自己也不清楚这是为什么，而且不知道从什么时候开始身上总是疼痛，以颈部最为严重，晚上还经常失眠，好不容易睡着了，半夜还要醒两三次。赵女士以为是自己患了颈椎病所以全身不舒服，于是她每天下班后都会去家附近的按摩店做按摩，按摩的时候疼痛能缓解一些，但是不按摩的时候还是全身疼痛。失眠和全身疼痛每天都困扰着赵女士，失眠的时候觉得浑身更痛了，而浑身疼痛又使得她更睡不着觉了，形成了一个恶性循环。就这样，赵女士的黑眼圈越来越重，精力也越来越差，工作上已经有点儿力不从心了，她想着再坚持坚持，等忙完正在进行的项目就好了，然而事与愿违，项目遇到了很多困难，进展不顺利，一段时间后她已经不能正常工作了，实在坚持不下去了，于是请了病假。

故事揭秘

赵女士平时身体很健康，而且每年公司都会组织员工体检，体检报告上也没有什么异常。休假期间，她突然想到一个男同学患有强直性脊柱炎，就是因为觉得腰痛，浑身不舒服发现的，难道自己也得了这个病？她越想越害怕，于是赶紧去了骨科就诊，做了腰椎、颈椎核磁检查，还请医生开了很多抽血化验的单子，做了一次细致的体检。赵女士的腰椎、颈椎核磁及检验结果都是正常的，那是什么原因导致了浑身痛？赵女士百思不得其解，怀疑自己是得了神经症，加上晚上经常失眠，于是去了心理科和睡眠科就诊。很快，赵女士被安排做了睡眠监测，报告出来后，终于水落石出了！原来，让赵女士如此痛苦的疾病是纤维肌痛综合征。

专业解读

首先我们来了解一下什么是纤维肌痛综合征。纤维肌痛综合征是一种非关节性软组织疼痛性疾病，典型临床表现为肌肉骨骼系统广泛疼痛与发僵，在特殊部位有敏感的压痛点，并伴有乏力、焦虑、睡眠障碍等。因为该病患者的各项辅助检查，如血常规、红细胞沉降率（简称"血沉"）、风湿系列、免疫五项、疼痛部位 X 线片等结果多为阴性，且对大部分医生来说该病并不常见，故该病经常得不到重视，常被诊断为"癔症""神经症"等。

1990 年之前，医学界对纤维肌痛综合征的研究处于一个较为混乱的状态，在美国风湿病学会提出了统一的诊断标准之后，该病的诊断准确率才大大提高了。我国对纤维肌痛综合征的研究开展得较晚，开始于 20 世纪 80 年代后期。相关调查表明，美国原发性纤维肌痛综合征的患病率约为 2%，在所有风湿病中排在第 3 位，是最常见的风湿病之一。我国尚未开展纤维肌痛综合征的流行病学调查。

1. 纤维肌痛综合征的主要临床表现

（1）症状

①全身性广泛疼痛：全身性广泛疼痛是纤维肌痛综合征最主要的症状，疼痛性质多为刺痛，伴有烦躁不安，疼痛的部位在中轴骨（颈椎，或胸椎，或下背部），疼痛具有对称性、持续性，疼痛时间多超过 3 个月。

②晨僵、麻木、肿胀：大部分患者早晨起床后感觉全身关节僵硬，活动后减轻。患者常诉四肢麻木、关节周围肿胀，但查体显示四肢及关节无异常，活动自如。

③睡眠障碍及疲劳：大部分患者睡眠欠佳，表现为多梦、易醒，甚至是失眠。睡眠质量越差，疼痛越剧烈，僵硬感越强。大部分患者常有疲劳感，劳动能力下降，甚至下降得很严重。以上症状在患者精神紧张、过度劳累及天气寒冷潮湿时加重，相反在患者精神放松、适度活动及天气暖和时减轻。

④心理异常：患者常感抑郁和焦虑。

⑤肠易激综合征表现：部分患者因情绪波动而引发腹痛不适、腹胀、肠鸣、腹泻等症状。

（2）体征

患者身体上广泛存在对称性压痛点，压痛点多位于头部、背部、腹部、髋部和大腿，患者对颈部、背部、腰部中轴两旁肌肉处的压痛点较为敏感。除此之外，无其他客观体征。

2. 纤维肌痛综合征的诊断标准

美国风湿病学会在研究了纤维肌痛综合征患者的共同特异性症状和体征的基础上，于 1990 年提出了纤维肌痛综合征的诊断标准。

（1）有疼痛

患者有持续 3 个月以上的全身性疼痛，包括左右半身疼痛、腰部以上疼痛和腰部以下疼痛，必须存在中轴骨疼痛。在该定义中，肩部和臀部疼痛包含在各自所在的半身疼痛中。

（2）有压痛

检查时用拇指按压（拇指平放，均匀地按压双侧压痛点，压力约为 4kg/cm^2）压痛点。下述 18 个压痛点中至少有 11 处有压痛。

①双侧后枕部的枕下肌附着处。

②双侧斜方肌上缘的中点。

③双侧下颈部第五颈椎至第七颈椎（C$_5$～C$_7$）横突间隙的前面。

④双侧冈上肌起点处，肩胛上近中线处。

⑤双侧第 2 肋与第 2 肋软骨连接处的外侧上缘。

⑥双侧肱骨外上髁侧面，肱骨外上髁远端 2cm 处。

⑦双侧臀部外上象限臀肌前皱褶处。

⑧双侧大转子后方。

⑨双侧膝部中间的髌下脂肪垫关节皱褶线近端。

同时符合有疼痛、有压痛两个条件，并排除其他风湿病者，可诊断为纤维肌痛综合征。

医生对赵女士进行睡眠监测时，在非快速眼动期中发现了本不应该出现的 α 波，结合她的临床表现和睡眠监测结果，可以诊断为纤维肌痛综合征。

3. 纤维肌痛综合征容易被误诊为哪些疾病

（1）慢性疲劳综合征

本病以不能忍受的疲劳为主要特点，伴有全身不适，如头痛、反复咽喉痛、温度调节障碍（如反常的怕冷等），以及淋巴结、肌肉、关节、腹部的疼痛等。

（2）强直性脊柱炎

该病的特点是发病年龄一般为 15～30 岁，有家族史，多见于男性患者，90%～95% 的患者人白细胞抗原 B27（HLA-B27）阳性，炎症主要侵犯骶髂关节及脊柱。该病的特征性病理改变是在肌腱、韧带附着处有炎症，X 线片提示典型的骶骶关节炎和脊柱竹节样改变。

（3）类风湿关节炎

该病与纤维肌痛综合征一样，均有全身广泛性疼痛、发僵及关节肿胀的表现，但类风湿关节炎的特点是疼痛多分布于腕关节、掌指关节及近端指间关节，有类风湿结节，关节对称性肿大，类风湿因子阳性，而纤维肌痛综合征的疼痛范围更广泛，多位于下背部、大腿部、腹部、头部和髋部，较少局限于关节。

（4）肌筋膜痛综合征

该病的特点是按压压痛点时患者会非常敏感，轻压即可诱发剧烈疼痛，与病变相关联的远离部位也常有深压痛。按压两侧骶肌外缘压痛点，疼痛可向臀部、大腿后部放射；按压肩胛骨间压痛点，疼痛可向上肢放射。压痛点局部封闭效果良好，而且治疗后相连部位的压痛和放射痛也会消失，这一特点可作为该病的诊断依据。

（5）风湿性多肌痛

该病的特点是颈部、肩胛部、上臂、臀部、股部肌肉疼痛和僵硬，多呈对称性，对小剂量激素的反应良好，发病年龄多在50岁以上，可突然起病，常与巨细胞动脉炎合并存在，可伴有轻度至中度贫血，白细胞及血小板轻度升高，血沉和C反应蛋白升高，肝功能异常，滑膜活检提示炎性改变。

（6）心因性疼痛

该病的特点是多由心理因素导致，患者在有慢性疼痛的同时，常有兴趣减退、焦虑、睡眠障碍等轻度抑郁症状，通过服用精神类药物和进行心理治疗能使症状迅速缓解。

（7）精神性风湿痛

该病的特点是患者常患有精神疾病，如抑郁症或精神分裂症等，描述症状时带有较强的感情色彩，比如描述自己有刀割样、灼烧样或针扎样疼痛，痛点定位模糊，变化多端，且不受天气或活动的影响。

纤维肌痛综合征患者的临床症状明显，主要症状包括睡眠不佳、易疲劳、常感抑郁和焦虑。该病严重影响患者的身心健康，所以及早明确诊断很有必要。

揭秘人

李美静

中国中医科学院广安门医院耳鼻喉科主治医师

孙主任说

　　失眠是一个反复发作的难治性疾病，困扰着很多人。失眠问题不是简单靠使用镇静剂就能解决的，如果您或周围的朋友患有失眠，不要只简单地考虑睡眠问题，寻找失眠的病因和明确伴随症状才是解决失眠问题的关键。纤维肌痛综合征可能会导致失眠，但这个疾病经常被忽略，认识和了解这个疾病有可能有助于改善睡眠。

故事 ⑤
他在黑夜的梦中行走

意识模糊性觉醒

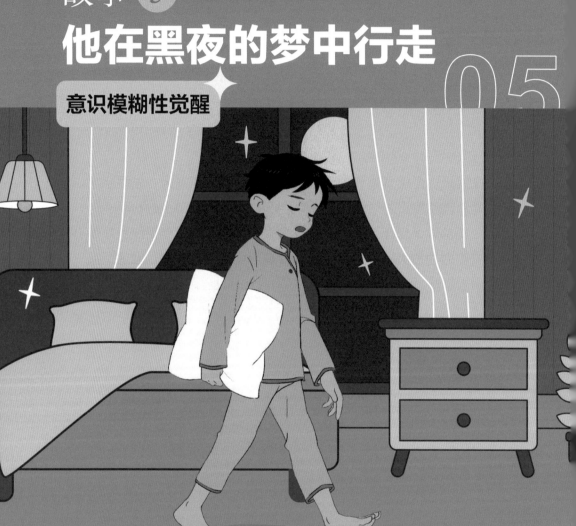

　　暑假的一个上午，袁女士带着儿子小奥来医院看病。小奥已经上高二了，是个身高一米八的阳光男孩，随和开朗，穿着球服。说到为什么来看病，他笑着看着医生说："我妈妈发现我睡觉的时候有点儿奇怪。"袁女士接过话说："我儿子大概从十年前开始，半夜睡觉时总是坐起来，有时候还说梦话，开始只是偶尔出现几次，医生给开了些安眠药，但最近发作得更频繁了，有时候早上四五点他就突然起来在房间里跑上几圈，然后又回到床上睡觉了，早上六点多又正常起床了，而且他自己并不知道晚上发生过什么，白天吃饭、学习都表现得很正常。"

医生问道："孩子得过什么特殊的疾病吗？吃过什么药吗？家族里的人有没有出现过相似的问题？"袁女士说："他小时候得过过敏性紫癜。孩子刚开始出现异常表现时，我们带他去看过医生，医生给开了一些安眠药，但具体的药名我已经记不清了。服用那种药后，效果并不明显，所以我们已经好几年没给他吃那种药了。我家里和他爸爸家里都没有人有过这些问题。我本来以为孩子这种半睡半醒的问题像尿床一样，跟他学习压力大有关，长大或者放假后就会好，但是这么些年了也没见到有什么改变。"

故事揭秘

医生详细询问了小奥在夜间与白天的表现，查阅了近期的检查结果，发现神经递质检查报告显示小奥的单胺类神经递质抑制素、多巴胺、去甲肾上腺素兴奋性递质增多，5-羟色胺、乙酰胆碱抑制性递质减少，常规脑电图正常，抑郁自评量表、症状自评量表评分正常，于是决定对他进行多导睡眠监测，同时进行视频监测，以了解在夜间究竟发生了什么。

监测结果显示，小奥的睡眠分期结构基本合理，夜间血氧饱和度基本正常。呼吸紊乱指数（AHI）4.4（总睡眠时间），其中快速眼动睡眠期呼吸紊乱指数10.4，非快速眼动睡眠期呼吸紊乱指数2.1。总微觉醒次数为80次，其中呼吸相关性非快速眼动睡眠期微觉醒8次、快速眼动睡眠期微觉醒2次、自发性非快速眼动睡眠期微觉醒60次、快速眼动睡眠期10次。腿动3次，指数0.4，无周期性肢体运动。在23时20分、23时30分、24时41分、24时50分、1时1分、2时24分、3时1分、4时25分，患者从非快速眼动3期睡眠中突然醒来，坐起，左顾右盼，未发声，事件发生时患者心率加快，呼吸加重、不平稳，有时可见中枢型睡眠呼吸暂停，然后很快躺倒入睡，再次进入非快速眼动 3 期睡眠。1 时 17 分（非快速眼动 3 期），患者说话，吐词不清，紧接着再次入睡，继而出现中枢型睡眠呼吸暂停。

经过监测及会诊，小奥最终被诊断为意识模糊性觉醒。

专业解读

意识模糊性觉醒，又称睡眠酩酊、睡眠醉醉、朦胧唤醒，是在睡眠向觉醒转换过程中、意识尚未清醒时发生的行为障碍。意识模糊性觉醒主要发生于儿童期，尤以 6 岁以上儿童为多见，也可见于成年人，13 岁以下儿童的发病率约为 17%，15 岁以上儿童的发病率为 3% ～ 4%。该病患病人群的性别差异不大。

该病患者在睡眠觉醒后可出现意识模糊现象，这种现象也可见于睡眠剥夺后的觉醒状态（包括阻塞性睡眠呼吸暂停低通气综合征患者接受正压通气治疗后）。

同时患有双相情感障碍的患者，特别是失恋的患者，在意识模糊性觉醒发作时会看到既往约会的景象，甚至不自觉地说话，仿佛在与自己曾经的恋人对话，不过患者醒后对此浑然不知。

抑郁症患者也容易出现意识模糊性觉醒，抗抑郁药有时会诱发意识模糊性觉醒。

阻塞性睡眠呼吸暂停低通气综合征患者由于夜间缺氧，可能出现深睡眠中的意识模糊性觉醒。

昼夜节律改变（如轮班等）所致的睡眠障碍，特别是因连续上夜班而习惯了白昼睡眠时，一旦重新回到正常睡眠节律，就容易出现意识模糊性觉醒。

老年人也可以出现意识模糊性觉醒，这种现象常与服用某些降压药有关。儿童出现意识模糊性觉醒可能与受到惊吓有关。

通过分析意识模糊性觉患者的多导睡眠监测结果可知，该病多在前半夜的 3 期睡眠中发作，可在任何时段的非快速眼动睡眠期觉醒时出现异常表现，儿童多在非快速眼动睡眠第 3 期出现异常，成人多在第 1、第 2 期出现异常。

该病的常见表现是对事件的遗忘。患者的行为通常是简单的，比如在床上翻来覆去，发出声音或伤心地哭泣，当然也可能会有比较复杂的行为，这些复杂行为通常与睡行症的表现重叠。在被唤醒期间（特别是被强制唤醒时），患者可能会有不恰当的行为，甚至有暴力举动。

常见的变异型意识模糊性觉醒包括严重的晨起睡眠迟钝（即"睡醉"）及睡眠相关性行为（包括自慰、性攻击行为、睡眠性交症等）。

临床上，诊断意识模糊性觉醒时需要注意与睡惊症、睡行症，以及伴有意识模糊性觉醒的癫痫、日落综合征进行鉴别。

睡惊症常发生在前半夜，其发作常与唤醒有关，以极度恐惧、焦虑、出汗、紧张为主要表现，常伴有令人诧异的尖叫或者哭闹，次日不能回忆。患者不论是自然觉醒还是被叫醒，都不能从睡眠状态中迅速清醒，需要经历比较长的意识模糊阶段，表现为定向障碍、反应迟钝、语言颠倒、精神活动迟缓和行为怪异，通常会有一些躁动的表现，可以持续 5 ~ 15 分钟，手术患者的躁动表现可以持续 45 分钟以上，醒后对夜间发生的事情不能够完全回忆。

睡行症大多发生在入睡 2 ~ 3 小时的非快速眼动期，有复杂的运动性自动症的表现，比如做一些刻板样动作，持续数分钟后再躺下继续睡觉，偶尔会缓慢起床，不停地躺下再坐起或者离开床到处走动，然后又继续睡觉，次日对此不能回忆。

意识模糊性觉醒多见于额叶癫痫，以阵发性、短暂性、刻板样动作为特征，发作时间可以持续 2 分钟，常在入睡后 30 分钟或清晨前发作，通过脑电图检查可观察到异常脑电波出现。

日落综合征患者的意识混乱多发生在傍晚时分，常见于大脑退行性病变的患者，主要表现为在傍晚时分大声喊叫、产生幻觉、躁动等，若病情进一步加重可能出现妄想。这种情况还可见于智能障碍、药物中毒、感染、电解质紊乱，以及戒酒、突然停用镇静安眠药物的时候。

对于意识模糊性觉醒，根据患者的症状，结合舌苔、脉象的变化，临床上常采用痰瘀同治的方法，可以应用中药治疗，也可以应用中枢兴奋剂。临床上要注意总结患者的发病规律，可以在发病前叫醒患者，然后让其再次入睡。经常发作的患者一定要到睡眠科就诊，治疗时一般首选中药治疗。

在治疗之外，更主要的是注意预防和避免复发。医生通常会提醒患者注意睡眠卫生，保持良好的睡眠习惯，嘱咐患者不要在睡前看手机，不要看恐怖视频，不要熬夜，并叮嘱患者按时服用治疗药物。家长不要经常用鬼故事吓唬孩子，更不要带年龄较小的孩子到鬼屋玩耍。孩子独自外出前，家长要对其进行安全教育，嘱咐其在天黑前尽早回家。另外，家长尤其需要注意不要突然间对孩子大声吼叫。以上都是避免孩子发生意识模糊性觉醒的注意事项。当我们在生活中发现亲人、朋友在睡眠中出现意识模糊性觉醒时，要注意观察，避免惊动，预防外伤。

揭秘人

刘艳骄

中国中医科学院广安门医院心理科、南区睡眠医学中心主任医师。

孙主任说

认识睡眠和睡眠疾患，是近些年医学发展的重点领域。睡眠和觉醒的轮替交换，是一个非常重要的生理过程，当它们的轮换发生混乱时，会引发很多的怪异现象，或在白天出现，或在夜晚出现，不过人们很难意识到这些现象可能是睡眠疾患造成的。及时到医院睡眠科就诊并进行详细的睡眠监测，是解决睡眠觉醒问题的关键步骤，也是解决睡眠觉醒问题的重要方法。

故事 ⑥

梦回战场

创伤后应激障碍

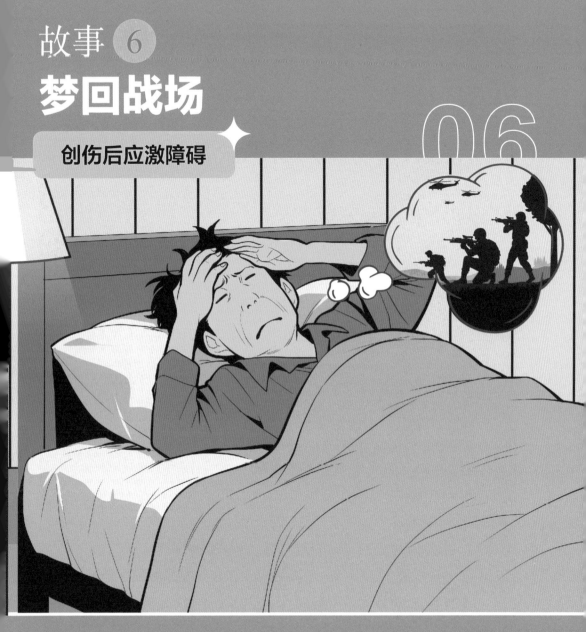

"啊！"老刘满头大汗地从床上翻身坐起，脸色苍白，面露惊恐。老刘缓缓地环顾四周，看见熟悉的家人、熟悉的家具，才长舒了一口气。老刘明白，自己又做噩梦了。他已经不知道多少次在梦里回到了当初的战场，梦到战友在自己面前死去，梦到当年的老班长……被噩梦惊醒后，老刘躺回床上，双眼直直地盯着天花板，久久不敢合上眼睛，总觉得一闭眼就又回到了那个硝烟四起的战场。

老刘是一名退伍军人，是真真正正从满是硝烟的战场上走过来的老兵，经历过残酷炮火的洗礼。老刘退伍后一直被噩梦困扰，不得安眠，有时候症状轻一点儿，被噩梦惊醒后还能翻身再睡，可有时候被噩梦惊醒后就再也睡不着了，这使得他几乎每个白天都恹恹欲睡，工作起来也没有干劲儿。这不，前两天公司领导又找老刘谈话了，说他工作态度不够端正，对客户没有耐心，暴躁易怒，不能团结同事，已经有好几个他的下属投诉他了，考虑到他是公司元老，又是老战友，就给他批了长假，让他调整调整，等精神状态好了，至少不会影响工作时再回来上班也不迟。

老刘虽然在工作上不顺心，但是还好家庭和睦。老刘退伍后没多久就成家了，婚后的生活也算过得有滋有味。不过，最近妻子经常抱怨老刘晚上虽然既不磨牙也不打呼噜，但是总是来回折腾，而且是整宿整宿地折腾，不光说梦话，身体还总是剧烈地摇晃，晃得让人都没法睡觉了。老刘的妻子正处于围绝经期，精神状态本就不好，加上老刘每次被噩梦惊醒之后都更加辗转反侧，搞得妻子的睡眠质量都差了好多，黑眼圈越来越重了，白天的状态也越来越不好。老刘对此也很无奈，做噩梦是自己控制不了的，怎么能都怪他呢。虽然也有朋友建议老刘去看一看心理医生，但老刘觉得自己不可能有心理问题："我的心早就是铁打的了，怎么可能有问题！"老刘始终觉得这种事儿说破天也就只是睡不好觉的问题而已，去医院看病的话估计也就是给开点儿安眠药，所以索性自己在网上请医生给看了看，然后照着药单去药店买药。然而，药吃了不少，可都没有什么效果，晚上该折腾还是折腾，老两口经常顶着黑眼圈四目相对。老刘实在是发愁啊，为什么别人晚上睡得那么香甜，偶尔做梦也顶多讲两句梦话，到了他这儿怎么就这么惊心动魄呢？明明睡觉对别人来说都是轻松的，怎么自己觉得这么煎熬呢？

故事揭秘

终于有一天，老刘的妻子受不了了，两人大吵了一架。看着委屈的妻子，老刘终于下定决心去医院看看。一开始老刘不知道应该看哪个科，后来几经周折，经人介绍来到了睡眠科诊室门前。

医生在详细问诊后对老刘进行了睡眠监测，监测结果出来后，医生告诉老刘他患上的是创伤后应激障碍，建议他去心理科接受进一步治疗。

专业解读

每个人都做过噩梦，甚至有过反复做噩梦的经历，那么如何判断自己是单纯做了噩梦还是患上了创伤后应激障碍呢？

什么是创伤后应激障碍呢？创伤后应激障碍（post-traumatic stress disorder，PTSD）是一种由创伤性事件引发的以多种精神行为异常和心理障碍为主要临床表现，并对日常生活产生明显影响的反应。

创伤性事件作为创伤后应激障碍的必要条件，具有以下特点：

+ 具有足够的强度。创伤性事件一般指突然发生、超出正常范围、几乎能使每个人都产生强烈痛苦的事件，如战争、自然灾害、交通事故、恐怖袭击、重大疾病等。

+ 具有严重威胁性。这类事件会对生命状态、身体完整性、生存条件、社会属性与价值观产生严重的威胁。

+ 给个体内心带来强烈的主观体验。创伤性事件可使人感到强烈的恐惧、焦虑、内疚不安、无助等。由于每个人的年龄、生活背景、文化习惯等不同，因此对创伤性事件的主观体验也会有差异，比如对于承受能力较弱的儿童，在遭遇家庭暴力、学习压力过大、照看者离开或忽视，包括遇到断奶、弟弟妹妹出生等问题时，如果没有得到及时且正确的安抚，也有可能患上迟发性创伤后应激障碍。

符合以上三个条件的事件都有可能导致创伤后应激障碍的发生。那么，是不是经历过这样的事件就一定会患上创伤后应激障碍呢？当然不是这样的。国外大量的流行病学研究报道显示，90%以上的人在其一生中至少遭遇过一件创伤性事件，不过创伤后应激障碍的发病率可能不到10%。

了解了什么是创伤后应激障碍后，我们再来了解一下创伤后应激障碍的核心临床表现有哪些：

+ 闪回：主要表现为在患者的脑海中反复、不自主地出现与创伤性事件有关的情境或内容，也可出现严重的触景生情反应，甚至感觉创伤性事件会再次发生，或者反复做与创伤事件相关的噩梦。

+ 回避和麻木：患者长期或持续性尽力回避与创伤经历相关的事件或情境，拒绝参加相关的活动，回避受到创伤的地点或与创伤有关的人和事，有些患者甚至出现选择性遗忘，无法回忆起与创伤有关的事件细节。

+ 持续性警觉提高：患者长时间处于紧张状态，随时做好应对外界威胁的准备，入睡困难或睡眠不深。

由于做噩梦等原因，创伤后应激障碍患者的有效睡眠时间减少，这就会影响患者白天的精神状态，再加上白天可能出现闪回等症状，患者自然会产生烦躁紧张、焦虑抑郁、恐惧等情绪，甚至会因此造成酗酒或物质滥用，出现攻击性行为、自伤行为、自杀行为等。创伤后应激障碍患者常同时患有抑郁症。

因此，如果自己或周围的人出现类似的症状，应该积极向专业人士求助，必要时可以在睡眠科进行睡眠监测，以除外其他有类似症状的睡眠疾病，还可以到心理科进行心理评估并接受相应的治疗。

心理治疗是针对一般创伤后应激障碍患者的主要治疗方法，在经历创伤性事件后进行早期干预、减轻心理创伤是降低该病发病率的重要因素，故而在经历创伤性事件后尽早进行心理咨询、接受心理干预是有效预防该病的方法之一。如果故事中的老刘一早就能意识到这一点并及时接受心理咨询，向医生袒露心声，或许就不会在每个深夜都深深地被噩梦困扰了，他的工作和家庭生活也可能会有更好的发展。

患上创伤后应激障碍后接受专业的心理治疗是改善该病症状的主要方法之一。患者应及时接受心理治疗，并由专业医生制订药物治疗方案，以避免由心理创伤导致的成瘾物质依赖产生更加严重的后果。故事中的老刘就是因为没有寻求专业医生的帮助，所以根本没有获得药物治疗应有的效果。

我国越来越重视重大自然灾害后的创伤后应激障碍预防工作，在汶川、雅安地震后均派有心理学专家对受灾群众进行心理疏导，以预防、减少创伤后应激障碍的发生。暴力事件发生后的相关心理干预工作仍需加强。有研究显示，人在经历暴力事件后创伤后应激障碍的发病率是经历非暴力事件后该病发病率的两倍。民众对创伤后应激障碍的认识仍较为缺乏，在经历了创伤性事件后缺乏主动寻求心理干预的意识。

希望大家在经历创伤事件后，能够及时接受心理疏导，比如找专业的心理医生倾诉，或者找个空旷的地方把郁积在心中的委屈宣泄出来，以降低创伤后应激障碍发生的可能性。如果反复做噩梦，也应该主动进行专业的咨询，不要因单纯认为是睡眠不好而盲目选择治疗药物，否则不仅无益于疾病的治疗，反而会促使病情进一步恶化。

揭秘人

卢 烨

中国中医科学院望京医院耳鼻喉科主治医师

孙主任说

过去的一些事情，尤其是那些刺激性强烈的事件，往往会给人留下深刻的记忆，这些记忆可能会在睡眠这个奇妙的过程中重现，并使人做出一些不可思议的行为。那些有过不同寻常经历或经历过一些特殊事件的人，应尽量追求生活上的愉悦和心理上的健康，同时亲友也应多多关注他们的身心健康情况。

故事 ⑦
奇怪的感觉
不宁腿综合征

　　40岁的李女士已经被一种奇怪的感觉折磨了近3年，每天晚上睡前两条腿像被设定了闹钟一样不舒服，不知往哪里放才合适，总感觉腿里面有蚂蚁或虫子在到处爬，似痒又似酸胀，只有捶腿、双脚使劲蹬地或者在地上来回走动才能感觉舒服一些。李女士实在没办法了，就买了一把橡皮锤敲腿，但只要倒在床上闭上眼，就会因腿部的不适感而惊醒，每天晚上需要反复折腾 3 ～ 4 小时，直到实在太困时才能入睡，不过在白天这种症状并不明显，腿部活动自如。李女士因这种不适而心烦意乱，难以控制脾气，她不知道自己究竟是失眠了，还是神经出了问题。李女士曾多次到医院就诊，被诊断为"失眠"或者"焦虑状态"，服用过安眠药和抗焦虑药，但效果不太好。李女士不知该如何是好。

故事揭秘

这天，李女士夫妻二人又来到了医院，门诊医生接诊后对李女士进行了血常规、血清铁蛋白、肝肾功能、血糖、多导睡眠图、下肢血管彩超等检查。综合李女士的临床症状和检查结果，诊断结果已明确。这种奇特的腿部不适感引发的睡眠障碍到底属于什么疾病呢？答案就是——不宁腿综合征。

专业解读

不宁腿综合征，又称"不安腿综合征"或"腿部神经过敏综合征"，由威利斯（Willis）在 1685 年首次记述，但直至 1945 年，卡尔 - 阿克塞尔·埃克波姆（Karl-Axel Ekbom）才在自己的开创性专著《不宁腿》（*Restless Legs*）中提出了该病的诊断标准。

该病在任何年龄段都可发病，但中老年患者多于青年患者，部分患者有家族史，有并发糖尿病、尿毒症、贫血、隐匿性肝病、癌症、帕金森病者，亦有因妊娠或受凉而发病者。该病的主要临床特点是下肢出现自发、难以忍受、痛苦的异常感觉，这种异常感觉通常具有对称性，以发生于小腿腓肠肌最为常见，偶尔也可发生于大腿和上肢。患者常自诉在下肢深部有撕裂感、蠕动感、刺痛感、烧灼感或者瘙痒感，有急迫、强烈地想要运动的感觉，并且可因此导致活动过度。若患者在休息时出现不适症状，经过活动这些症状可以得到部分或者完全缓解。正常情况下，这些症状会在患者夜间卧床时变得强烈并且在半夜后达到高峰，使得患者被迫踢腿、活动关节或者按摩腿部，这时患者往往形容自己"没有一个舒适的地方可以放好双腿"，严重者甚至要不停地走路才可使症状得到缓解。失眠可以算是不宁腿综合征的必然结果，大多数患者伴发周期性肢体运动障碍。周期性肢体运动障碍一般发生在快速眼动期，此时腿部的刻板、重复屈曲动作可将患者惊醒。夜间睡眠障碍可导致患者出现严重的日间嗜睡，造成工作能力下降。

国外的流行病学资料显示，不宁腿综合征的患病人数是总人口的 1% ～ 10%，我国的数据是 1.2% ～ 5%。医学界对该病发病机制的认识在近年来有较大进展，一般认为该病与受凉、外伤、疲劳及精神因素有关，由交感神经功能失调、局部血液循环障碍、代谢产物淤积刺激局部所致。不少患者有类似疾病的家族史，可见该病可能存在遗传倾向。另外，缺铁性贫血、肾功能不全患者及孕妇的发病率相对较高。

不宁腿综合征的诊断主要依赖于患者的临床表现，通过辅助检查可以排除一些继发性病因，相关指标主要包括血清铁蛋白、转铁蛋白、血清总铁结合力、肾功能、血糖等，某些情况下可能需要进行头颅 MRI、脑电图、肌电图、多导睡眠图、下肢血管彩超、腰椎 CT 或 MRI 等检查。

不宁腿综合征的诊断标准经历了多次修改，2014 年国际不宁腿综合征研究组提出了不宁腿综合征诊断标准共识，其中必要的诊断标准（即必须同时具备以下 5 项）如下：

✦ 活动双下肢的愿望强烈，常伴随着双下肢不适感，或双下肢不适感导致了活动欲望的产生。

✦ 强烈的活动欲望及伴随的任何不适感在休息或不活动（比如患者处于卧位或坐位时）时出现，或在休息或不活动时加重。

✦ 在活动（如走动或伸腿等）过程中，强烈的活动欲望和伴随的不适感可得到部分或完全缓解。

✦ 强烈的活动欲望和伴随的不适感于傍晚或夜间加重，或仅出现于傍晚或夜间。

✦ 以上临床表现不能单纯由另一种疾病或现象来解释，如肌痛、静脉淤滞、下肢水肿、关节炎、下肢痉挛、体位性不适、习惯性拍足等。

该诊断标准附加了对疾病分类的判断，根据症状发生的频率我们可将不宁腿综合征分为慢性持续性不宁腿综合征和间歇性不宁腿综合征，但是这种标准不适用于儿童和继发性不宁腿综合征（由妊娠或使用某些药物引起）患者，这些患者不适症状发生的频率更高，但仅限于特定情况或特定时间段。不同的不宁腿综合征患者症状的严重性也不同，不适症状可在不同程度上影响患者的睡眠、精力、活力、日常活动、行为、认知和情绪，从而对患者的社会功能、职业、教育或其他重要的功能领域造成显著的困扰或损害。

对于不宁腿综合征，临床上首选多巴胺能药物治疗，准备坐飞机或开车长途旅行的患者通常适合使用复方左旋多巴制剂。另外，抗癫痫药对部分不宁腿综合征患者有一定疗效，尤其是在多巴胺能药物疗效不佳、无效或者患者不能耐受多巴胺能药物的不良反应时可以选用或合用。对于继发性不宁腿综合征患者，首先要治疗原发病，比如尿毒症患者接受肾移植后、缺铁性贫血患者接受铁剂治疗后、叶酸缺乏患者补充叶酸后，随着病因的消除，腿部症状可能也会随之消失。对于部分病情严重的患者，可以使用阿片类药物，该类药物对使用多巴胺受体激动剂无效的患者往往有较好的疗效。此外，由于西药的不良反应较为常见，中医辨证论治在该病的治疗上有一定的优势。

该病的诊断多依赖于患者的主观感受。由于不宁腿综合征多伴发周期性肢体运动障碍，因此我们可以通过多导睡眠监测记录患者睡眠状态下腿的肌电活动，从而获得该病的客观诊断依据。

在日常生活中，我们可以从以下四个方面初步判断自己是否患有不宁腿综合征：双腿必须活动起来才感觉舒服；安静时不适症状加重；运动时不适症状好转；不适症状一般出现在晚饭后及睡觉时。该病是可以通过治疗得到控制的，症状明显者需要及时到睡眠中心就诊。另外，我们平时要注意保持健康的生活方式，不酗酒，讲究睡眠卫生，避免过度劳累，保证营养均衡以防缺铁。

揭秘人

闫 雪

中国中医科学院广安门医院心理科副主任医师

孙主任说

　　如果您发现躺在床上时腿上总是感觉怪怪的，比如感觉痒痒的、麻麻的、热辣辣的，或者有酸痛的感觉，或者像被针扎了一样，甚至像有虫子在爬一样，并且这种感觉迫使您不得不起来走一走，或者只有动一动腿症状才能有所缓解，停下来后这些不舒服的感觉就会重新出现，严重影响了睡眠，先别急着认为自己是失眠了，可能是不宁腿综合征在捣乱，建议您到医院睡眠中心就诊，让医生帮您评估一下，找到合适的干预方法。

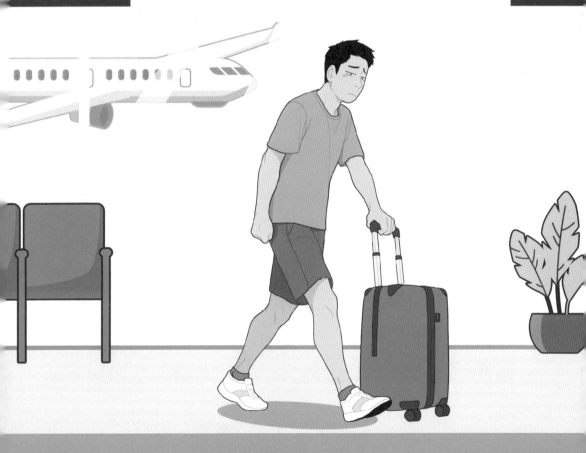

故事 ⑧
难以安眠的空中飞人

昼夜节律障碍（时差综合征）

08

美国东部时间晚上 9 时 50 分，从西雅图起飞的客机准时降落在了肯尼迪国际机场，小森拖着行李箱穿过闸口，机场工作人员汤姆热情地向他打招呼，但小森只是嘴角上扬了一下，并没有出声回应，六个半小时的飞行着实让他有些疲乏，尽管他穿着锃亮的皮鞋和考究的西装，也难掩满面倦容。

　　小森供职于一家上市公司，总部在纽约。小森的妻子小倪非常喜欢她在西雅图的工作，而且可爱的孩子们也舍不得陪伴他们长大的小伙伴和老房子，所以小森为了家人的幸福甘愿做一个空中飞人，基本上每个月都要往返于纽约和西雅图，算起来至今已经是第 5 个年头儿了，但长期的奔波让这位 44 岁的职业经理人疲惫不堪。

　　由于公司旗下有五星级酒店，公司出于工作便利考虑，专门给小森配备了房间，然而舒适的环境并没有让他难以安眠的问题得到解决。小森的身体要不停地适应东西海岸 3 小时的时差，生物的钟紊乱让他苦不堪言，这种身体不适在过去 3 年间变得越来越糟糕。

　　飞机降落 40 分钟后，小森到达酒店，在前台完成例行登记，与大堂经理寒暄了几句，然后便径直回了房间。小森随手翻看了一下明天的工作安排，"早上 8 点开视频会议，"小森喃喃自语，眉头不禁一皱。"希望今晚可以睡个好觉，"小森暗自说道。

　　在西雅图的家里，小森每天都是在晚上 11 点左右入睡，早上 6 点准时起床，开始一天的忙碌。虽然每天的工作都安排得很紧凑，但小森完全可以保持良好的精神状态，不会在白天打瞌睡。但是，小森发现自己在东海岸时很难在平时的睡眠时间入睡，早上起床后参加日常工作和商业活动时会非常困倦，即便借助三唑仑的药力保证了晚上的睡眠时间，也很难在第二天保持清醒。

故事揭秘

　　身体的不适让小森非常苦恼，他对家人和同事的抱怨越来越多，这已经严重影响了他的心情，为此他专门去过医院，但是体格检查及辅助检查结果并没有明显的异常。医生告诉小森，他在跨时区飞行后出现的一系列疲劳和睡眠不好的症状是因为患上了时差综合征。医生向小森介绍了几种针对性治疗措施，不过小森还是开始考虑是否要重新安排自己的工作。

专业解读

故事中的主人公小森患上的是时差综合征（时区改变综合征），也就是当快速跨越几个时区后，患者内在的生物钟与外在的时间不相符而引起的睡眠障碍，其症状包括入睡困难，或睡眠维持困难，或在新的时区内警觉性和工作能力降低。向东旅行者入睡更为困难，因为对人体来说发现时相延迟要比发现时相提前更容易。举例来说，从西海岸到东海岸旅行的人需要在晚上 11 点睡觉，但是这时内在的昼夜节律时间是晚上 8 点，入睡时间改变了，睡眠很容易受到扰乱，而在早上 7 点时，人的内在节律时间是早上 4 点，因此很难保持清醒，难以达到正常的警觉状态。随着年龄的增长，时差综合征会变得越来越难以克服。

地球上的所有生命都有一种生理机制——生物钟，也就是从白天到夜晚的一个 24 小时循环节律。人体有自己的运转周期，并与地球自转周期相对应。例如，一个光 - 暗的周期，与地球自转一次大致吻合。生物钟是受大脑的下丘脑视交叉上核控制的，它使我们的睡眠、清醒和饮食等行为具有昼夜节律性。这种昼夜节律不仅会在睡眠和饮食中体现出来，人多数情况下我们的体温、血压、心跳及内分泌功能也是受生物钟控制的。

在现代社会，由于工作需要或出国旅游，长途飞行对有些人来说已变成例行公事。当旅客乘坐国际航班在时区中穿行时，昼夜周期改变，就会扰乱人体的生物钟，导致一系列生理节律紊乱的现象，如夜晚失眠、白天昏昏欲睡等，严重者可能出现头痛、耳鸣、心悸、恶心、腹痛、腹泻，以及判断力和注意力下降等。多种疾病的迅速加重与生物节律的紊乱有关，包括昼夜节律相关性睡眠障碍。因此，有效的治疗和干预变得非常急迫且必要。

临床上有很多种方法可以减轻时差综合征带来的问题。过去时差综合征的常规治疗方法是心理治疗。光照治疗是 21 世纪较为流行的一种治疗方法，指的是在提前时区的早晨进行强光暴露治疗可以帮助患者使内在昼夜节律睡眠时相提前。使用短效镇静催眠药可以提高睡眠的连续性，但是不会改变内在的昼夜节律。据报道，褪黑素既可以改善睡眠，又可以改变昼夜节律。举例来说，向东部旅行的人在晚上服用褪黑素有助于将睡眠时相提前。但是，关于褪黑素的有效性和安全性目前还没有详细的报道，美国食品药品监督管理局（FDA）也尚未批准褪黑素的任何适应证。传统的兴奋物质，如咖啡因等，被广泛用于维持清醒状态。另一种方法就是在向东部旅行前的 1 周左右，每天试着逐渐将自己的睡觉和起床时间提前，这样就能在正式旅行前逐渐改变自己的内在昼夜节律。将东海岸时区的会议定在午后或者在重要会议的前几天赶往目的地也是有用的方法。不过，尽管有这些方法，大多数人仍旧不能在到达新时区的最初几天的早上保持真正的清醒状态。

值得注意的是，如果患者的旅行跨越 6 个以上的时区时，那么前面推荐的进行光照暴露的时间也需要进行调整。例如，如果一名患者向东旅行超过了 6 个时区，那么早上光照的时间可能落在了患者时相反应曲线的时相延迟一边，这样的话早上的强光治疗可能对患者适应新的时区没有益处。

针对故事中患者的情况，他可以在向东飞行前 1 周左右进行晨起强光治疗，同时避免夜间光照并且尽早上床睡觉，试着将自己的睡眠时相提前。如果可能的话，尽量在会议召开前 1 天或 2 天到达。而在东海岸时，尽量在清晨接受尽可能多的强光暴露治疗可以使患者的睡眠质量有所改善，但并不能彻底消除不适症状。

总而言之，时差综合征的治疗包括行为和日程安排的改变，定时的光照，服用短效镇静催眠药和褪黑素治疗，等等。

一般情况下，向东飞行的乘客比较容易患上时差综合征，这是因为人体的生物钟一般比较容易适应超过 24 小时的周期。我们对需要跨时区飞行的读者有几点建议，希望可以帮助您缓解时差综合征带来的困扰。

1. 一般性建议

（1）飞行期间

登机之后，可立即将手表的时间调为目的地的时间，这将帮助您从心理上及早准备好面对新的时间规律。

（2）到达目的地之后

①尽量适应目的地的日常作息规律，也就是说您应该在当地人用餐的时候用餐，

等太阳落山之后再上床睡觉。

②到达目的地之后的第一天晚上要尽量保证充足的睡眠。

③在到达目的地之后的最初两天里，要尽量避免剧烈活动，让您的身体有足够的时间适应新的生活规律。

④不要向身体的疲劳感妥协，尽量多在户外活动，太阳落山以后再上床睡觉，因为自然光线能够有效阻止褪黑素的产生，帮助身体更快地适应新环境，而且这种激素会让人感觉疲劳，并促使人体器官进入睡眠状态。

⑤如果是短途旅行，尽量保持在原时区的生活规律，因为这样可以避免产生双重时差综合征。

⑥如果可能的话，旅行结束之后在家里待上一两天，这将帮助您放松自己，重新习惯原先的正常生活规律。

2. 搭乘西飞航班

（1）搭乘飞机之前

①旅行开始前几天就应该开始调整自己的部分日常生活规律，争取比平常晚一两个小时再上床睡觉。

②如果可能的话，争取安排在正午时分到达目的地，明亮的日光能够帮助您适应新的时间规律。

③尽量将在目的地举行的重要会面或会议时间安排在您最清醒的时间段，最好将重要日程安排在早上。

（2）飞行期间

①飞行期间尽量不要睡觉。

②到处走动走动，大量饮用不含酒精的饮料有助于抵制正常袭来的睡意。

③多吃高蛋白食品（如奶酪、鱼、肉、蛋等），这将帮助您延长清醒的时间。

3. 搭乘东飞航班

（1）搭乘飞机之前

①在旅行开始之前的几天争取按照新的作息时间调整自己的习惯，也就是说每天晚上早点儿上床睡觉，早上早点儿起床。

②将在目的地举办的重要会面和会议时间安排在您最清醒的时间段，最好将重

要日程安排在晚上。

（2）飞行期间

①飞行期间争取多睡觉。

②吃高碳水化合物食品（如水果、土豆、米饭、酸奶和果汁等），这些食品能够帮助您产生睡眠的需要。

③喝果味茶也有利于睡眠。

④不要用喝酒精饮料的方法使自己疲劳。酒精饮料在空中对人的影响比在地面上明显，会让身体脱水，并且会让人在到达目的地之后更加难以适应新的时区。

揭秘人

佟雅婧

陕西中医药大学副教授

孙主任说

人体有自己的生物钟，有时差的旅途会让人身心疲惫，也会给生活和工作带来困扰。对于热爱旅行或因为工作被迫变成空中小飞人的读者，为了减少倒时差带来的痛苦，认识生物钟、学好调整生物钟的方法是十分必要的。

故事 ⑨

睡梦中的功夫

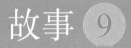

周期性肢体运动障碍

40 岁的王先生与妻子同在银行工作，两人结婚已有 20 年，事业发展顺利，家庭生活也幸福和睦，是单位里公认的模范夫妻。然而，身体一向健康的王先生最近有一些奇怪……

这天清晨，夫妻二人与往常一样六点半准时起床。妻子睡眼惺忪地问王先生是否记得夜里睡觉时发生的怪事，王先生满脸疑惑，回答道"夜里什么也没有发生啊"，妻子又提醒他昨晚是不是做了有关打架的梦，王先生一边洗漱一边回想，却一头雾水。最终，妻子实在忍不住了，抱怨他睡觉时不停地踢腿，把自己都踢醒了，而他仍在酣睡。妻子考虑到可能是王先生白天工作压力大，晚上做梦了，所以不忍把他叫醒，只是向外挪了挪继续睡。妻子打趣道："你不会是梦到了武打片，在英雄救美吧？"王先生乐呵呵地答道："那肯定是梦到在救你啊，拳打脚踢的，一晚上甚是辛苦啊……"夫妻俩你一言我一语地开着玩笑，并未将夜里的事情放在心上。

但此后的几天，相似的情况又发生了，搞得妻子抱怨连连。王先生每天晚上睡觉时都会把妻子踢醒，妻子醒后却发现王先生仍在睡梦中，而且王先生早上醒后对前一晚发生的事情没有任何印象，只回忆起最近的确经常会在夜里醒来，但没有感觉身体不适，所以自认为夜里踢腿并不是什么大事。但是，这种情况发生多次之后，妻子不再像第一次那样和王先生谈笑风生了，因为王先生在睡觉时踢腿的行为总会打扰到她，她已连续多天睡眠不足了，睡眠质量与以前相比下降了很多。

故事揭秘

睡眠中的踢腿事件让这对夫妻烦心不已，二人决定采取些措施。起初，他们并未将踢腿事件与睡眠疾病联系在一起，只是觉得既然是在睡觉时发生了踢腿，那就去睡眠科咨询下医生吧。于是，二人抱着试试看的心态预约了睡眠科的医生，医生在了解了王先生的病史后，又进行了详细的问诊。王先生说自己没有入睡困难的问题，白天的精神也很好。妻子反映王先生经常会在夜间打呼噜，不过这并不会干扰她的睡眠，就是他睡觉时踢腿的毛病让她困惑不已。

医生首先对王先生进行了体格检查，发现除软腭轻度低垂及悬雍垂偏长外，其余均正常。医生对王先生进行鼻腔检查时，王先生提起在自己鼻子堵得严重时打呼噜的问题会加重，甚至会有憋醒的表现。医生还安排王先生进行了一些睡眠量表测试，其中嗜睡量表评分正常。最后，医生建议他完善多导睡眠监测，以判断是否患有睡眠疾病。

医生通过回看监测当夜的睡眠录像发现王先生的右腿每隔一段时间就会像弹簧一样反复抽动，几分钟后又会自行停止。监测当夜，王先生的总睡眠时间为 360 分钟；轻度打鼾，睡眠呼吸暂停低通气指数为 5 次 / 小时，快速眼动睡眠阶段的睡眠呼吸暂停低通气指数为 15 次 / 小时；最低血氧饱和度为 92%；共发生 240 次腿动事件，其中 20% 的腿动事件是与觉醒相关的。值得注意的是，王先生处于侧卧位时腿动事件发生的次数较少。

根据检查结果，医生给出了诊断：周期性肢体运动障碍伴打鼾引起的气流受限。

专业解读

这种在睡眠状态下出现的周期性肢体运动障碍也被称作睡眠肌阵挛综合征，是指睡眠期间时出现的与觉醒相关或无关的刻板周期性肢体运动，主要出现在浅睡期，表现为突然进行以脚趾或踝部为主、重复、形式固定的背屈运动，严重时可伴有膝部及髋部的屈曲，有时可累及上肢，并且这些症状不能用其他疾病解释。这种疾病的诊断需要在睡眠过程中将体表电极放置在腿部肌肉上，以监测患者腿部的肌电图。由于肢体运动可能发生于单腿或双腿，因此临床上一般都会监测双腿。

传统观念认为，如果睡眠过程中的腿动与足够次数的觉醒相关，那么将会导致患者出现日间嗜睡或失眠，我们将这种情况称为周期性肢体运动障碍，其严重程度可根据周期性肢体运动指数（睡眠状态下每小时周期性肢体运动发生的次数）进行衡量：指数 < 5 为正常；指数在 5 ～ 24 为轻度；指数在 25 ～ 49 为中度；指数 ≥ 50 为重度。

周期性肢体运动障碍的发病率为 6% 左右，该病可见于任何年龄段，约 90% 的不宁腿综合征患者伴有周期性肢体运动障碍。周期性肢体运动障碍患者可伴有其他睡眠障碍，如发作性睡病、失眠、过度睡眠、阻塞性睡眠呼吸暂停低通气综合征及快速眼动睡眠行为障碍等。91% 的周期性肢体运动障碍患儿伴有注意缺陷多动障碍，

24%～64% 的注意缺陷多动障碍患儿伴有周期性肢体运动障碍。三环类抗抑郁药、选择性 5- 羟色胺再摄取抑制药、单胺氧化酶抑制剂及多种抗癫痫药可以诱发周期性肢体运动障碍，睡眠剥夺、咖啡因摄入过多、锻炼缺乏或过度等均可加重该病。该病的发病机理尚不清楚，可能涉及血管、中枢神经系统等多方面因素。

尽管目前对周期性肢体运动障碍的诊断还存在争议，但是在针对这类患者的腿动症状进行治疗后，他们的睡眠质量的确能够得到改善。

对同时存在严重打鼾合并气流受限及周期性肢体运动的患者来说，临床上很难判断两者是不是独立的事件。临床上，一些患有轻度阻塞性睡眠呼吸暂停低通气综合征并频发周期性肢体运动的患者，在接受经鼻持续正压通气治疗后，腿动症状可以消除——这表明睡眠呼吸障碍可导致周期性肢体运动的出现，但也有一些患者的腿动症状会在上呼吸道情况稳定后持续存在。因此，在这些病例中，首先要确保呼吸努力相关觉醒已被消除，而后可考虑针对周期性肢体运动使用药物治疗——但仅在患者已接受充分的睡眠呼吸暂停治疗后仍存在明显症状的情况下使用。

周期性肢体运动较轻的患者无须治疗，症状明显时可考虑非药物治疗和药物治疗。非药物治疗主要包括保证良好的睡眠卫生，避免接触周期性肢体运动的诱发和加重因素。药物治疗主要是指应用一些能够影响多巴胺能的药物。

对于故事中的王先生，描记图显示他的周期性肢体运动是与气流受限及打鼾相关的。因此，王先生被诊断为轻度阻塞性睡眠呼吸暂停综合征以及频发周期性肢体运动，且周期性肢体运动觉醒指数轻度升高。考虑到王先生白天没有任何症状，并且坚持认为自己没有患病，医生为夫妻二人提供了 3 种选择：分别睡在不同的床上；尝试对轻度阻塞性睡眠呼吸暂停综合征进行治疗；尝试对周期性肢体运动进行治疗。夫妻二人不接受分睡的选择，表示愿意尝试减重计划，并在医生的指导下治疗鼻塞。经过治疗，王先生的打鼾症状减轻，夜间踢腿次数也明显减少，夫妻二人对治疗结果都很满意。基于对监测费用方面的考虑，王先生并未再次进行睡眠监测，因此周期性肢体运动指数的改善情况尚不明确。

周期性肢体运动的临床要点如下。

第一，周期性肢体运动在无症状的老年患者，以及发作性睡病和阻塞性睡眠呼吸暂停的患者中很常见。将日间嗜睡或失眠归咎于周期性肢体运动是需要慎重考虑的。

第二，除外不宁腿综合征后，无症状的周期性肢体运动可能不需要治疗，除非同寝者的睡眠受到打扰，并且其他方法（比如分开睡）无法被双方接受。

第三，对一些患者来说，周期性肢体运动或许可以作为打鼾和（或）呼吸努力相关觉醒的标志物，针对打鼾、上气道阻力综合征、轻度阻塞性睡眠呼吸暂停综合征的治疗可能是减轻周期性肢体运动的最好方法。

揭秘人

孙 瑶

中国中医科学院广安门医院耳鼻喉科主治医师

孙主任说

睡眠状态下的肢体运动现象有时是睡眠过程中生理和病理状态的一种表现，这种现象有可能是由其他疾病导致的。如果出现这种情况，特别是已经影响到他人的睡眠质量时，应在医生的指导下进行干预。

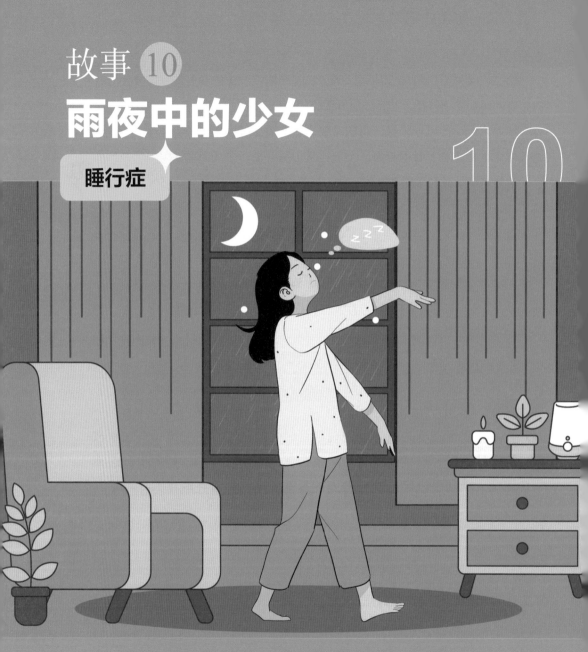

故事 ⑩
雨夜中的少女

睡行症

窗外狂风暴雨肆虐,每一滴雨都仿佛积蓄着蛰伏了一冬的力量,裹挟着三月悄悄繁盛的花蕾、刚刚抽绿的嫩叶,像是要洗尽整个冬天的阴郁。小晰的耳畔充斥着暴雨和狂风的声音,雨水拍打着窗户和马路,也冲击着小晰的心灵。小晰将头深深地埋进臂弯里,如鸵鸟一般试图将自己隐藏起来。

渐渐地，窗外的雨声变小了，有人拍了拍小晰的肩，她抬起头来，心中一紧："难道是要交卷了？！"可是，映入眼帘的是一张冰冷、成熟的脸，同事说："主编叫你去她办公室！"小晰发现周围是堆成小山的杂志，绷紧的心弦一松复又一紧，好在刚才只是做了一场梦。她从文件夹里翻出昨日就应该交的文稿，急匆匆地奔向主编办公室。

小晰抱着文稿站在主编桌前，恭恭敬敬地将文稿放在主编面前。"主编，这是四月的特稿。"

主编什么也没说，低头翻看了起来。"这是昨天就应该交的特稿，为什么拖到今天才交？"

"我……"

主编的声调陡然提高了一个八度："你知不知道因为你的问题，后面有多少人需要加班加点地赶进度，你如果做不好你的工作，趁早走人！"

之后发生的事情像电影慢镜头一般，主编拿起了桌上的文稿向小晰掷了过来，她本能地想躲开，却怎么也做不到……

"小晰，小晰……"一个熟悉的声音响起，是有人在摇她。小晰睁开眼，发现自己坐在床边，被子堆在脚边，丈夫正蹲在旁边像搂着孩子一样搂着自己，满脸担心地说道："小晰，你梦游了。"

丈夫一句话让小晰的思绪一瞬间回到了自己10岁那年。10岁时，小晰第一次出现了梦游，晚上突然起床坐在书桌前写作业，把母亲吓得不轻。后来的一段时间里，小晰频繁梦游，一个月里发作了四五次，这样的情况持续了两三年才逐渐减少。直到最近，小晰因为刚刚走上工作岗位，所以总是小心翼翼的。繁重的工作让小晰睡觉的时间越来越少，一工作起来就没日没夜，即使这样，也常常达不到主编的要求，压力也随之而来。

丈夫将小晰扶到床上坐好，柔和地望着她，眼神中饱含担忧。他并不是不知道小晰有梦游的问题，只是他发现最近1个月小晰梦游的次数变多了，做的动作也更多了，往常他只需要顺着小晰的梦境将突然坐起来的小晰重新哄着睡下，而这次小晰下床后走了很久后，又站了一会儿，然后突然就坐在了床边。丈夫担心小晰出什么问题，搂着她，拍着她的背，告诉她别紧张，试图唤醒她。片刻之后，小晰终于平静了下来，复又躺回床上睡下了。

第二天，小晰照常去上班，到办公室后她马上找出当天要交的特稿，交到了主编办公室。主编看了一页特稿后说道："还不错，小晰，你的办事能力还行，这篇特稿写得不错。喏，这儿有一份最近新专栏'健康小顾问'的稿件，篇幅有一些长，你稍微改改，明天交给我，能完成吗？"

小晰接过稿件扫了两眼，回答道："好的主编，我尽力。"

小晰走出主编办公室，仔细看了看手中的稿件，只见文章标题处赫然写着"梦游的你应该警惕精神病"。

小晰的脑袋像是被重击了一下。随后，小晰站在原地，一字一句地读了起来。文章描述的是一位常年梦游的患者，到精神心理科检查后发现自己居然符合精神病的诊断标准，这位患者在接受了精神心理治疗后，梦游症状得到了控制。

小晰想到自己也有10多年的梦游经历，如果自己患有精神病的话该怎么办啊？"周围的人会如何看我？刚刚组建的家庭、刚刚起步的事业该怎么办……"小晰不敢继续想下去。她放下手头的工作，向上级请了病假，挂了当地权威医院睡眠科的专家号。

故事揭秘

诊室里，小晰坐立不安，医生看着她紧张的样子，倒了杯水递给她，随后面对着小晰坐下，听小晰诉说她的病情。

"你是说每次你觉得紧张、压力大的时候就会出现这样的情况，是吗？"

"是的。"

"这段时间你的睡眠状况如何？"

"因为工作的关系，睡眠时间很少，有时候每晚只有差不多3时的睡眠。"

"这段时间你会因为工作而吃些药来抵抗睡眠吗？"

"不会。"

"平常喝酒吗？"

"很少很少，几乎不喝。"

"你曾经患过精神方面的疾病或者有精神疾病家族史吗？"

"没有。"

"这样吧，你今晚住院，我们来监测一下你的睡眠状况。可以吗？"

"可以。"

经过一夜的睡眠监测，小晰忐忑地回到了家里。几天后，睡眠科的医生打来电话，告诉她睡眠监测的结果已经出来了，可以来复诊了。

再次坐在医生对面，小晰紧张地等待医生"宣判"。

"你第一次来诊时，我就发现你很紧张。其实不用担心，你患上的只是简单的睡行症，也就是老百姓常说的'梦游症'，从你说的一系列日常表现来看，长时间的睡眠缺乏和睡眠时间紊乱就是病因。至于你担心的精神病，目前来看是不存在的。"

"我患上的不是精神病，对吗？"小晰终于松了一口气，"那我这样的梦游症状能缓解吗？我总觉得这个问题对身边人的影响挺大的。"小晰不好意思地挠了挠头。

"只要调整作息，保证睡眠时间规律，这种梦游症状就能得到改善。"

"真的吗，谢谢医生！"

小晰从医院走出来，感觉自己重新获得了自由，之前的担心也随之消失。小晰按照医生的建议调整作息，保证每天都有足够的睡眠时间。小晰的生活渐渐变得规律起来，工作状态也比以前放松了。

半年后的某个秋日午后，丈夫坐在阳台上，望着躺在沙发上午睡的小晰。自从半年前小晰去医院看过医生后，梦游的次数明显减少了，甚至两三个月才会出现一次。小晰的右手放在微微隆起的小腹上，嘴角微微上扬着，应该是梦见了幸福的事情。

专业解读

我们可以简单地将睡眠分为浅睡期、深睡期、快速眼动期，以此为1个周期循环4～5次，在深睡眠期及快速眼动期均可产生梦境，但我们能记住的梦一般发生于快速眼动期。

睡行症，也就是我们通常所说的"梦游症"，是在深睡期中出现的，此症可导致一系列复杂行为，比如简单的梦中坐起、长时间行走，甚至做出各种精细行为，伴有或不伴有梦语症。

儿童只要能行走便可以出现梦游，4～8岁是该病发作的高峰期，多数成年睡行症患者在儿童时期就有相应的表现，在青春期时得到缓解。成年后，作息时间、工作状态改变导致的睡眠质量下降、睡眠结构紊乱、睡眠时相推迟、睡眠时间减少等，都可成为睡行症的诱因，使用某些特殊药物，如吩噻嗪、三环类抗抑郁药、锂剂等，也可成为睡行症的诱因。接受持续正压通气治疗的阻塞性睡眠呼吸暂停低通气综合征患者在深睡期反弹过程中也可能出现梦游现象。患者对梦游时的一系列行为都是不自知的，在梦游过程中很难觉醒，即使被唤醒，意识也比较模糊，醒后对整个过程全面遗忘。儿童梦游时很少有暴力行为，但成人梦游时可有狂暴倾向。儿童梦游多发生在睡眠的前1/3阶段，成人梦游则多发生在后半夜。

睡眠科医生评估患者梦游情况的最佳方法是在进行多导睡眠监测时同步录像，以便记录下患者处于深睡眠时的运动行为。睡行症应与快速眼动睡眠行为障碍、癫痫等相鉴别。快速眼动睡眠行为障碍患者的梦游症状多出现在后半夜，患者清醒时一般不会出现意识混乱，并且可以回忆起自己在睡梦中的行为。癫痫是引发儿童睡行症的重要因素之一，因此如果发现儿童出现梦游的症状，应尽量排除癫痫的可能。癫痫可在白天或者夜间睡眠状态下发作，若癫痫仅仅在患者夜间睡眠状态下发作，建议完善动态脑电图以进行鉴别诊断，明确患者患上的是单纯的睡行症，还是睡眠状态下癫痫发作导致的睡行症，或是睡行症合并癫痫发作。

一项针对100位发生了睡眠相关伤害患者的研究揭示了梦游症状持续至成年与精神病之间的关系：50%的成年梦游者未患精神病，不需要进行精神方面的评估，只有在患者有精神病家族史或者曾出现精神方面的问题时才需要进行该方面的评估。

　　睡行症造成的影响包括人际关系的尴尬及自我伤害，部分睡行症患者的暴力行为甚至可能危及他人生命。对此，我们在临床上采取的一般预防措施包括关闭门窗、安排患者住在一层的房间、调整患者的作息、改善患者的睡眠结构及睡眠时相等。对于需要采取药物治疗的睡行症患者，我们一般会尝试使用苯二氮䓬类药物或三环类抗抑郁药。有些报道指出，选择性 5- 羟色胺再摄取抑制药也对睡行症有效。

揭秘人

周 雪

广州医科大学附属中医医院耳鼻喉科主治医师

孙主任说

　　梦游常常成为人们议论的话题，也是很多小说的焦点。我们要真正地从医学健康的角度认识和解读这种睡眠现象，这样才能使有梦游困扰的人们得到理解和关心。

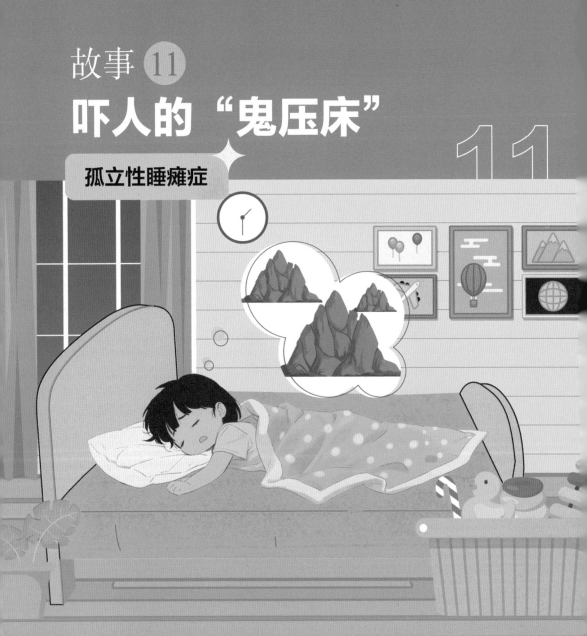

故事 ⑪
吓人的"鬼压床"

孤立性睡瘫症

小婷是一个五年级的小学生。这天早上小婷到了学校，回想起床时的经历，还是一阵后怕。早上小婷觉得已经听到了模模糊糊的闹钟的歌声，准备按掉床头的闹钟，想伸手的时候却发现手抬不起来，身体转动不了，眼睛也睁不开，闹钟的歌声已经唱了两句了，可小婷觉得自己的身上就像压了一座五指山，让自己动弹不得，她好害怕，想叫妈妈，可是嘴巴张不开，脑子里好像有个小人在害怕地大叫，可自己就是发不出声音。慢慢地，她冷静下来，告诉自己这只是个噩梦，不要害怕，一切都会过去，这时闹钟的歌声开始重复，冷静下来的小婷试着动了动手指，能动了！她一个翻身坐了起来，闹钟真的在响，仿佛刚才发生的事就是个噩梦。一时间，小婷分不清自己到底是真的患上了什么疾病还是只是在做梦，她没敢把这件事告诉妈妈。

来到学校后，小婷悄悄告诉闺蜜小嘉昨晚做了"噩梦"，谁知小嘉说她好像也做过这种"噩梦"，她神神秘秘地对小婷说："老人说，这就叫'鬼压床'，就像有只'鬼'压在你身上一样，所以才不能动，但是还能听见些声音。"两个小女孩越聊越兴奋，也越聊越害怕。小婷回到家后仍旧心神不定，妈妈见了很是奇怪，一问才了解了小婷遇到的问题，便细声安慰她，见小婷仍然不能完全放心，就答应周末带小婷去看医生。

故事揭秘

周末，妈妈带着小婷来到了睡眠科门诊，睡眠科医生建议小婷在睡眠科戴着仪器睡一晚，以便医生监测她睡眠时的呼吸、血氧、脑电、肌电等各种指标。经过一晚的监测，医生发现小婷的睡眠结构没有问题，但在进入到即将清醒的时期后身体各处的肌电仍然很低，正是这种意识与身体状态的不匹配，造成了她虽然觉得自己醒了但是身体无法动弹的现象。睡眠科医生还给小婷做了影像学及血液检查，并未发现明显异常。

为了进一步确诊，医生给小婷安排了后续的检查。在等待检查期间，小婷再次出现了类似的症状，这次发作时她无法睁眼，意识模糊，与上次一样她努力地挣扎，也只有脖子能够稍微动弹一下，能够发出"嗯嗯"的声音，不过这次妈妈及时发现了小婷的异常，推醒了她。

医生详细地询问病史、进行体格检查并安排辅助检查，排除了一些疾病后，给出了诊断——孤立性睡瘫症。医生详细地向小婷解释这种现象，并给予一定的睡眠指导，在消除小婷的恐惧和紧张后，嘱咐小婷如果这种情况还是经常发生，再考虑进行药物治疗。小婷听了医生的解释，基本消除了担心和顾虑，此后注意规律作息，放松心态，就没有再出现这种现象了。

专业解读

小婷患上的这种病症，叫作孤立性睡瘫症，是一种睡眠－觉醒障碍。由于孤立性睡瘫症发作时伴有窒息感和无力感，民间也将其称为"鬼压床"。

在我们的睡眠过程中，身体状态并非一成不变。我们的睡眠是有周期变化的，在这个周期中有个时期叫作快速眼动期，顾名思义，在这个时期我们的眼球会快速地运动，全身肌肉处于松弛状态，如果在这个时期意识清醒了过来，身体却还处于松弛状态，就会像小婷一样，人醒了，身体却"瘫痪"着，这种症状的持续时间从数秒到数分钟不等，其间人处于清醒状态，但是不能说话、睁眼，无法移动四肢、躯干和头部，一般情况下呼吸不受影响，但常常会伴有窒息感。

孤立性睡瘫症最多见于青少年群体，在人的一生中均可发病，发病频率为一生一次或多次，发病诱因可能是睡眠不足、睡眠不规律、仰卧位睡眠、打鼾、白天压力大及过度疲劳等。

诊断孤立性睡瘫症要同时满足以下 4 个条件：

✦ 反复在睡眠开始或者从睡眠中醒来时出现躯干或者四肢无法活动的情况。

✦ 每次发作持续数秒至数分钟。

✦ 每次发作会导致显著痛苦，包括卧床时焦虑或害怕入睡等。

✦ 不能用其他睡眠障碍（特别是发作性睡病）、精神障碍、物质滥用（包括药物滥用等）解释。

睡瘫也是发作性睡病的常见特征之一，所以需要医生通过各种线索鉴别，患者出现的睡瘫到底是单纯的孤立性睡瘫症表现，还是发作性睡病或其他疾病的表现。

医生在小婷的多导睡眠监测评估结果中发现，虽然她的睡眠潜伏期及睡眠结构基本正常，但是夜间的觉醒次数较多，并且快速眼动期的肌肉松弛状态持续到了觉醒期，这时脑电图显示小婷处于觉醒状态，但下颌肌电图及外周肌电图显示小婷的肌肉处于松弛状态，检查结果与临床症状相符。在此基础上，医生还对小婷进行了多次睡眠潜伏期试验，也就是采用白天多次监测短期睡眠的方式判断白天的嗜睡程度和睡眠状况，做这项检查主要是为了对孤立性睡瘫症与发作性睡病进行鉴别。

目前，睡眠医学界还没能完全揭开睡瘫症的神秘面纱，对它的病因还不十分清楚，不过我们注意到，如果一个人经常睡不好，或者睡眠总是断断续续的，可能更容易患上睡瘫症。所以，我们可以从以下三个方面来预防睡瘫症：

✦ 养成良好的睡眠习惯：尽量每天都在同一时间段睡觉和起床，这样有助于调整自己的生物钟。

✦ 保证充足的睡眠：确保自己有足够的睡眠时间，这样身体和大脑才能得到充分的休息。

✦ 注意睡姿：尽量避免平躺睡觉。

睡瘫症多为散发、低频率发作，且发作后无明显后遗症，所以一般不需要进行特殊治疗，不需要使用药物控制，可以通过交流病情消除焦虑、恐惧，采用放松训练等方式减少疾病的发作，缓解情绪不适。如果睡瘫症发作频率较高，而且伴有其他症状，影响到日间的工作、生活、学习，就需要尽快到医院找睡眠科医师进行专业的评估，确定是否需要进行药物治疗或特殊干预。

揭秘人

刘 瑞

中国中医科学院望京医院耳鼻喉科主治医师

孙主任说

　　生活中有一些人可能有过所谓"鬼压床"的体验，那种感觉确实让人感到无助和恐惧。前面的故事可以帮助大家了解"鬼压床"，也就是睡瘫症的来龙去脉。一般来说，偶尔出现睡瘫症表现时不需要进行特殊干预，保持良好、规律的睡眠即良药，但是如果睡瘫症经常发作，还伴有其他症状，影响到了日间的工作、学习状态，那么还是需要到睡眠专科找医生进行评估，确定是否需要进一步干预治疗。